Liebe Kinder – Wollt ihr im Krankenhaus Detektiv spielen?

Warst du schon einmal im Krankenhaus?

Oder musst du bald rein oder bist schon da?

Vielleicht interessiert es dich aber auch einfach, wie es dort zugeht und wie die Ärzte und Schwestern dich schnell wieder gesund machen können.

Meistens müssen sie dafür aber erst mal sehen, was dir fehlt. Wenn du Fieber hast, müssen sie zum Beispiel herausfinden, was das Fieber verursacht hat. Wenn du dir beim Spielen ein Bein gebrochen hast, müssen sie erst mal ein Foto vom kaputten Knochen im Bein machen. Erst dann können sie sehen, wie sie es wieder heil machen können.

Um das alles herauszufinden, müssen die Ärzte wie Detektive nach Hinweisen und Spuren suchen, was dich krank macht. Ähnlich wie ein Detektiv sehen sie dir mit einer Lampe in den Mund, untersuchen unter einem Mikroskop dein Blut oder können sogar mit einem Gerät in deinen Bauch sehen.

Diese Untersuchungen sind ganz wichtig, damit die Ärzte auch die richtige Medizin für dich aussuchen können und du schnell wieder gesund wirst. Du kannst dabei ihr Assistent sein und ihnen bei ihrer Detektivarbeit ganz viel helfen.

Damit du weißt, was da alles passiert, wozu es gut ist und auch, ob es vielleicht weh tut oder nicht, zeigen wir dir hier einige Untersuchungen. Dabei lernst du Lea, Mehmet und einige andere Kinder kennen, die schon im Krankenhaus sind. Du kannst sie begleiten auf ihrem Weg zu den verschiedenen Untersuchungen und mit ihnen die spannende Welt im Krankenhaus entdecken.
Dann kannst du mitreden, brauchst keine Angst mehr zu haben und kannst deinen Eltern oder Freunden erzählen, was du schon alles weißt. Und wenn du mal etwas nicht verstehst, dann frage einfach.
Denn im Krankenhaus zu sein, kann oft auch ganz spannend und lustig sein...

Ich wünsche dir viel Spaß beim Lesen!

Mechthild Hoehl

Mechthild Hoehl
Kinderkrankenschwester

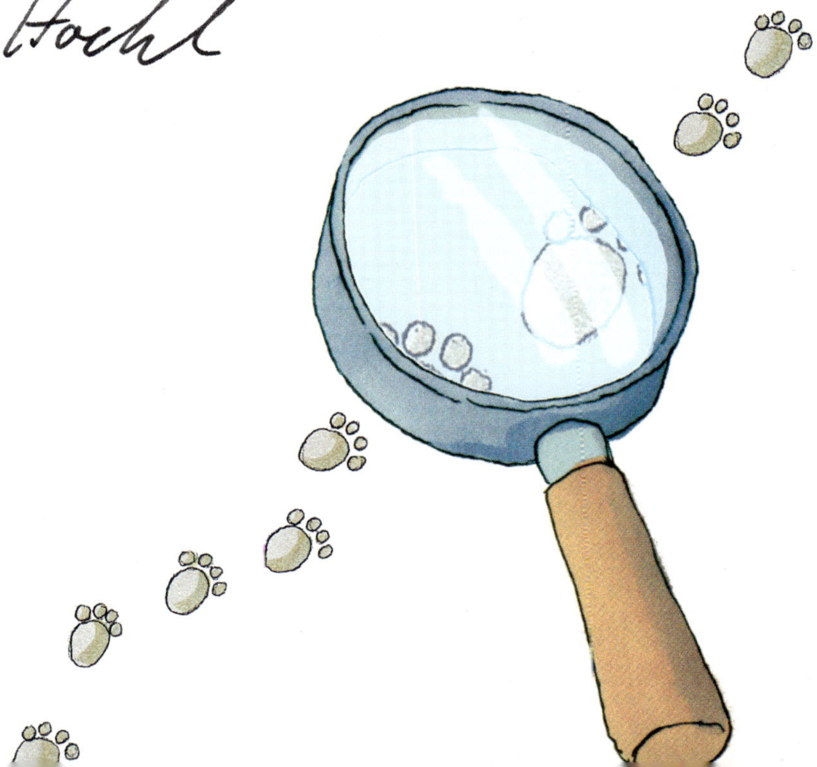

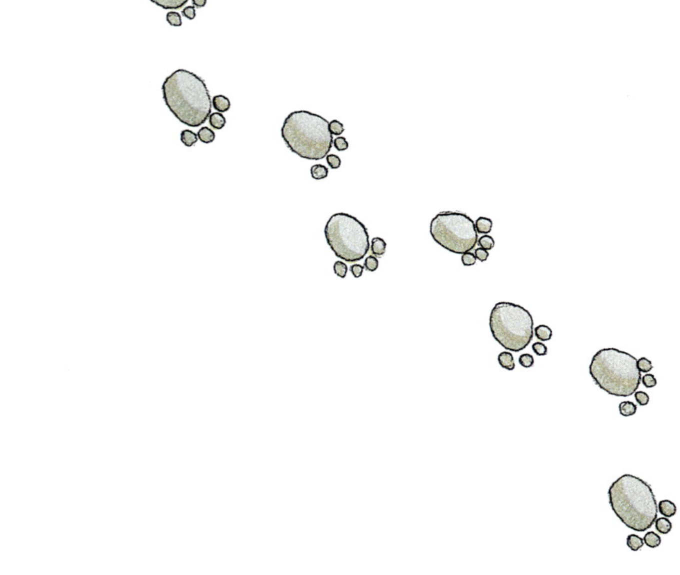

Ich werde untersucht, aber wie?

Kindern Untersuchungen erklären

Mechthild Hoehl

Illustrationen von
Gisela Dürr

Georg Thieme Verlag
Stuttgart · New York

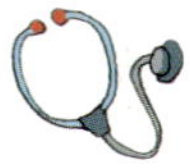

Die Aufnahmeuntersuchung

Ins Kinderkrankenhaus kommen Kinder mit ganz unterschiedlichen Krankheiten. Manche von ihnen schlafen auch da. Andere gehen nach der Untersuchung wieder nach Hause. Aber alle werden zuerst vom Arzt untersucht. Hier kannst du den Arzt als Detektiv erleben und sehen, wie er nach Spuren und Hinweisen sucht, wie er dich wieder gesund machen kann.

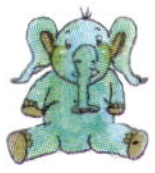

Lea fühlt sich gar nicht gut. Sie ist ganz schwach, hat Fieber und das Atmen fällt ihr schwer. Ihre Mutter ruft den Kinderarzt an. Der Doktor sagt: „Es ist besser, wenn du ins Kinderkrankenhaus gehst. Da finden die Ärzte und Schwestern heraus, was du hast und machen dich schnell wieder gesund.“ Im Krankenhaus bekommt Lea eine Aufnahmenummer und viele Etiketten für ihre Krankenakte, damit nichts verwechselt werden kann.

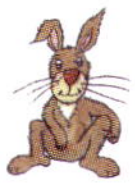

Mehmet soll heute an einem Leistenbruch operiert werden. Deshalb durfte er morgens nicht mehr frühstücken. Aber dafür wird

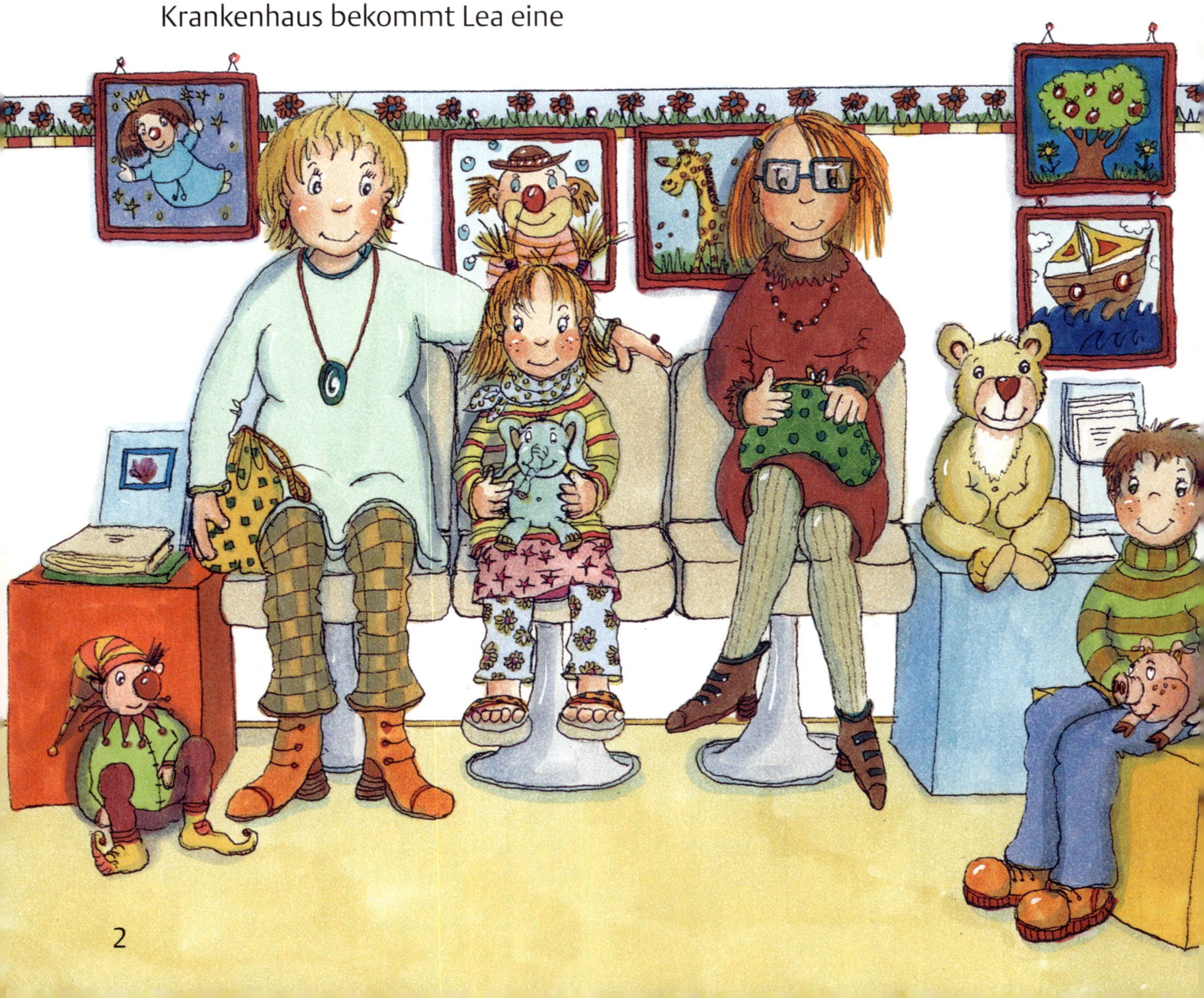

er heute Abend schon wieder zu Hause sein! Mehmets Eltern haben schon alle nötigen Papiere dabei. Nun muss er nur noch kurz vom Arzt untersucht werden, um zu sehen, dass er sonst ganz gesund ist.

Steven kennt das alles schon. Seit er drei ist, hat er Diabetes, die Zuckerkrankheit. Sein Körper kann Zucker nicht richtig verarbeiten. Darum darf Steven manche Sachen nicht essen und seine Mami gibt ihm kleine Spritzen.
Steven ist ganz schön gewachsen und braucht deshalb mehr Medikamente. Die Ärzte werden das ausrechnen. In sein Tagebuch schreibt er, was er isst und welche Spritzen er bekommt.

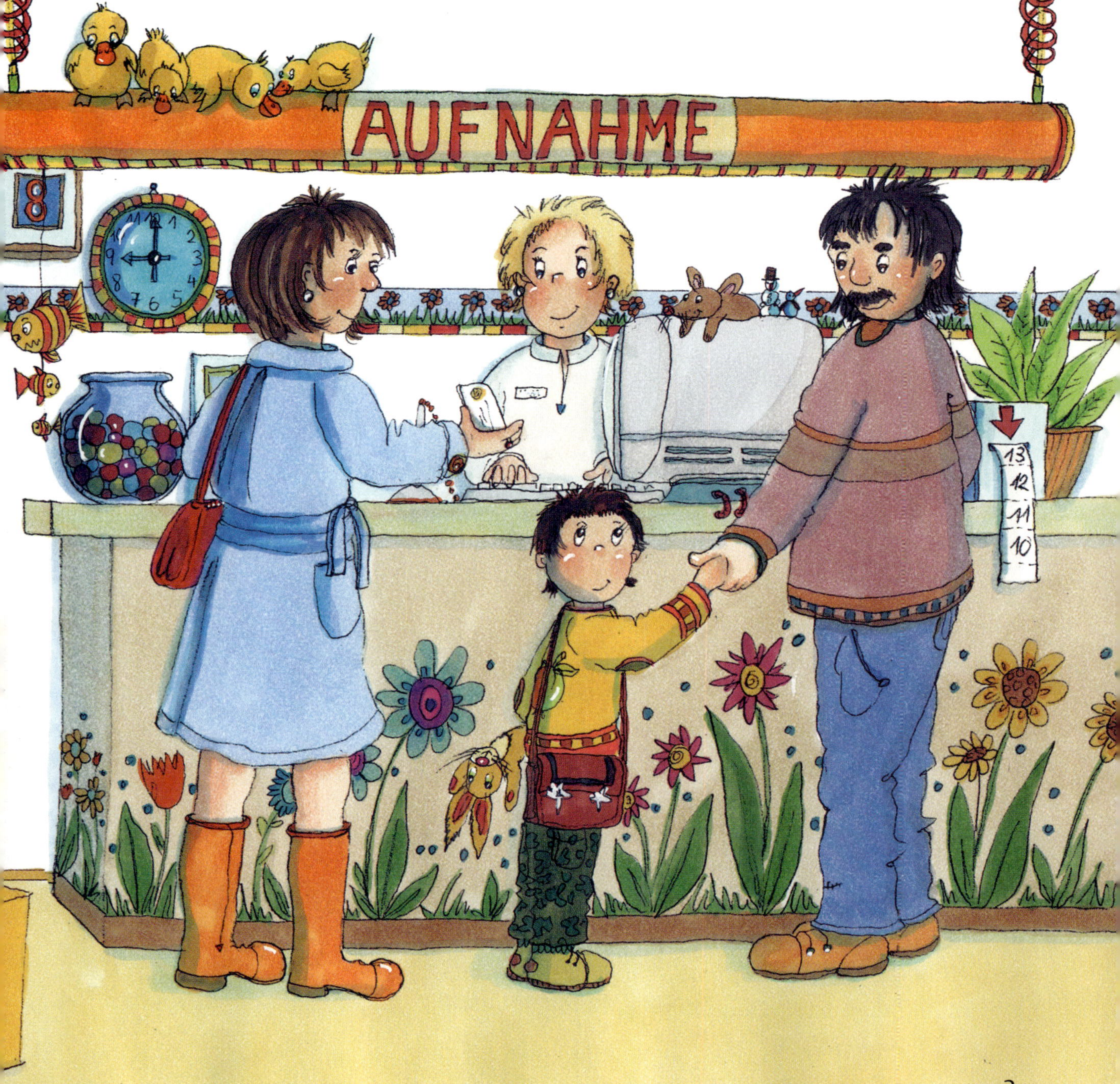

Was wird bei der Aufnahmeuntersuchung gemacht?

Wenn du ins Krankenhaus kommst, will der Arzt erst einmal sehen, wie es dir geht. Er möchte wissen wie groß und schwer du schon bist. An deinem Handgelenk kann er fühlen, wie schnell dein Herz schlägt. Mit dem Stethoskop horcht er deine Herztöne ab und ob deine Lunge beim Atmen Geräusche macht. Am

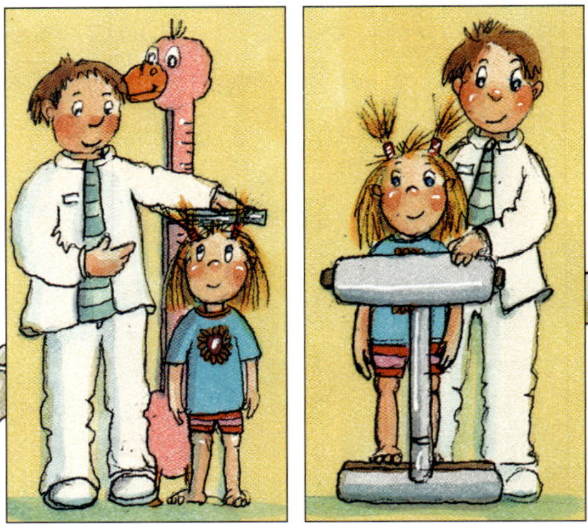

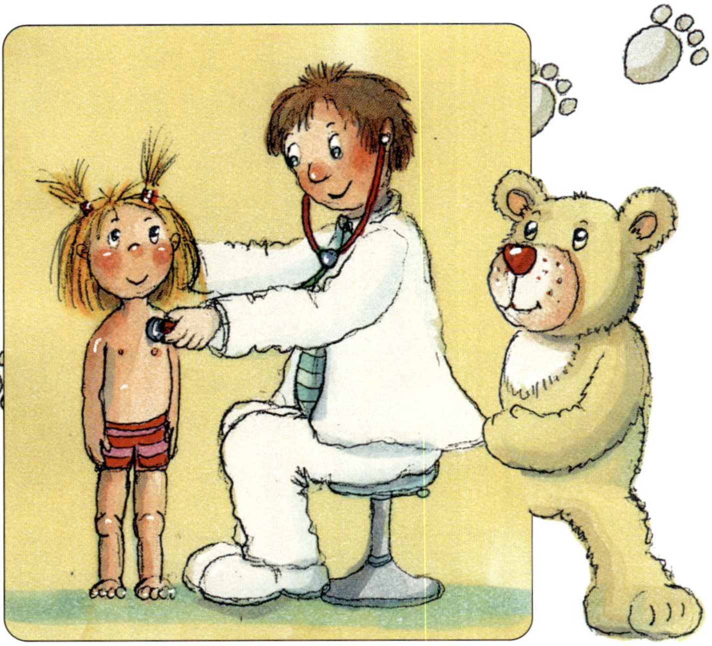

besten geht das, wenn du dabei tief atmest. Mit dem Thermometer misst die Schwester, ob du vielleicht Fieber hast.

Dann möchte der Arzt auch noch wissen, ob mit deinem Bauch alles in Ordnung ist. Dafür legst du dich auf eine Liege und der Arzt drückt ein wenig auf deinem Bauch herum. Damit kann er z.B. feststellen, ob deine Verdauung richtig funktioniert. Wenn du kitzlig bist, musst du bei dieser Untersuchung wahrscheinlich lachen.

Außerdem kann der Arzt deine Haut untersuchen und sehen, ob sie ganz gesund ist.
Wenn der Arzt den Bauch fertig untersucht hat,

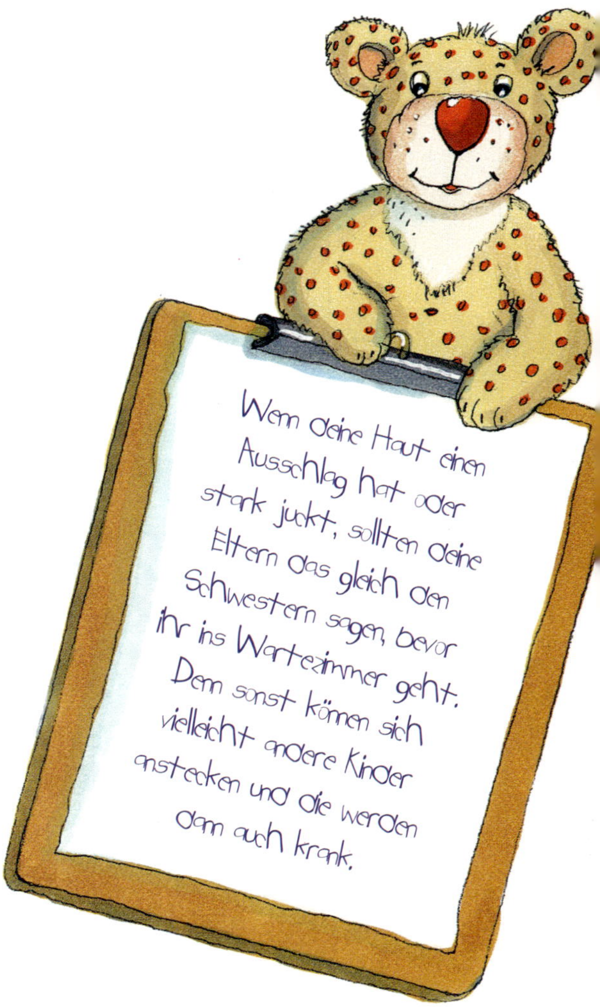
Wenn deine Haut einen Ausschlag hat oder stark juckt, sollten deine Eltern das gleich den Schwestern sagen, bevor ihr ins Wartezimmer geht. Denn sonst können sich vielleicht andere Kinder anstecken und die werden dann auch krank.

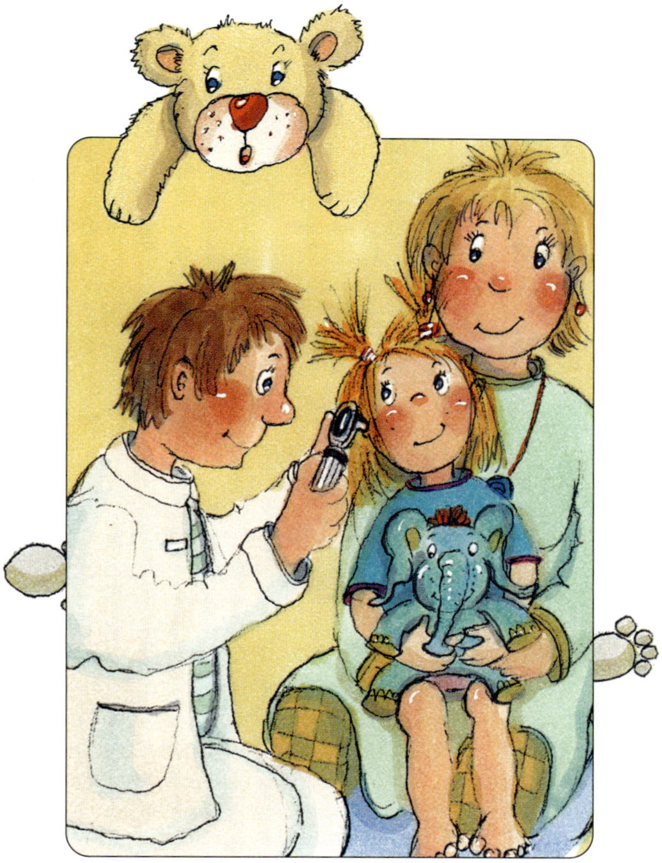

nimmt er eine Taschenlampe mit einem kleinen Trichter, das nennt man Otoskop.
Damit sieht er dir in die Ohren und in den Mund. Im Mund sieht er sich besonders deine Zunge und deine Mandeln an. Um sie richtig sehen zu können, drückt er mit einem Spatel die Zunge vorsichtig herunter. Der Spatel sieht so ähnlich aus wie ein Eisstiel.
Ein Tipp: Am besten geht das, wenn du laut „AAAHH“ sagst!.

Du brauchst keine Angst zu haben. Und wenn dir etwas unangenehm ist, kannst du das ruhig sagen.

Zuletzt prüft der Arzt noch mit einem kleinen Gummihammer, ob deine Nerven richtig funktionieren. Aber auch das tut nicht weh! Sicherlich kennst du alle diese Untersuchungen schon von deinem Kinderarzt. Du brauchst also keine Angst zu haben. Und wenn dir

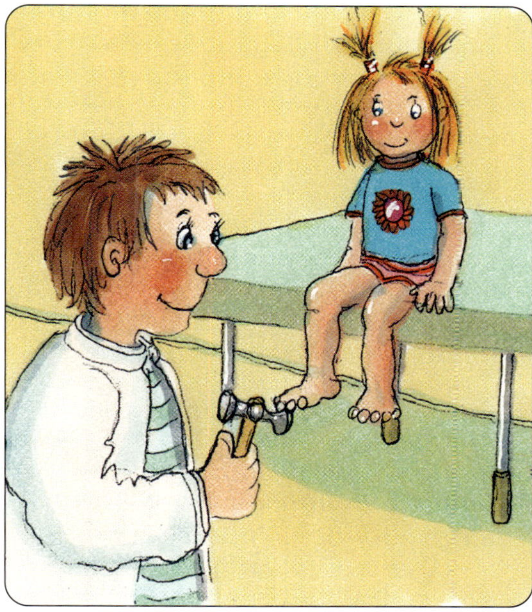

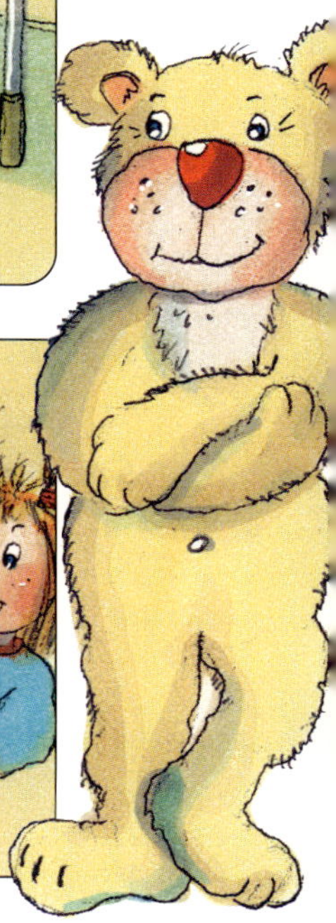

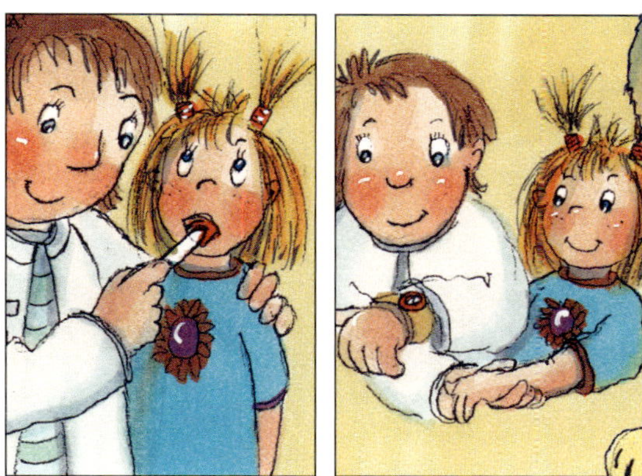

etwas unangenehm ist, kannst du das ruhig sagen. Vielleicht ist das sogar ein Hinweis auf die Krankheit. Deine Eltern können bei der ganzen Untersuchung bei dir bleiben.
Sage ihnen, wenn du ihre Hilfe besonders brauchst.

Lea hat hohes Fieber und beim Atmen macht sie Geräusche wie eine Rassel. Sie ist sehr froh, dass die Ärztin das Stethoskop und ihre Hände erst einmal ein wenig warm gerieben hat, denn ihr ist sehr kalt. Sie hat trotzdem ein wenig Angst und fasst ihre Mama an die Hand.
„Es ist gut, dass Sie gekommen sind", erklärt die Ärztin der Mutter. „Es kann sein, dass Lea eine Lungenentzündung hat."

Weil sich Lea so krank fühlt, darf sie gleich ins Bett und wird damit zur Station gefahren.
„Ich bin Schwester Britta", begrüßt sie die Kinderkrankenschwester.
Lea lernt auch gleich Sabine kennen, die mit ihr in einem Zimmer schläft.
Im Zimmer stehen außer den Krankenbetten noch zwei Liegen, damit die Mamas auch nachts bei ihren Kindern bleiben können, wenn diese das wollen.

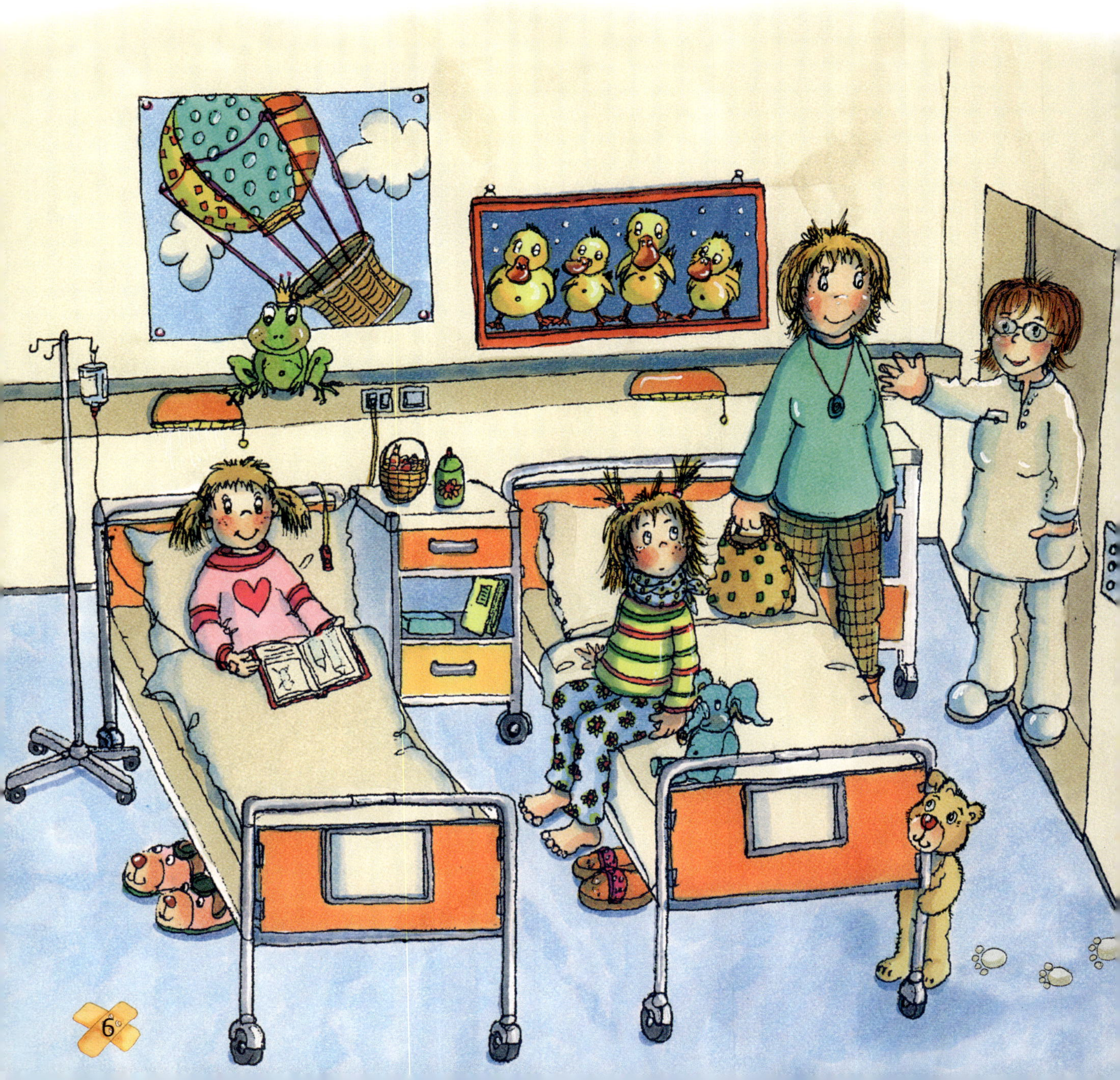

Mehmet ist offensichtlich nicht weiter krank. Der Arzt hat Lunge, Bauch, Ohren und Hals untersucht. Alles ist in Ordnung. Kein Wunder, er turnt im Untersuchungszimmer herum!
Seine Eltern sind froh, dass ihnen die Kinderkrankenschwester den Weg in die kinderchirurgische Tagesklinik zeigt. Dort wird Mehmet heute operiert.

Bei Steven ist auch alles in Ordnung.
„Du bist ganz schön gewachsen“, staunt der Arzt. „Wenn wir dein Blut untersucht haben, sehen wir, wie wir deinen Diabetes richtig behandeln können. Du kommst wieder auf Station 3. Unsere Diabetesberaterin kann dir zeigen, wie du dich selbst spritzen kannst. Ich glaube, du bist jetzt groß genug, das zu lernen.“

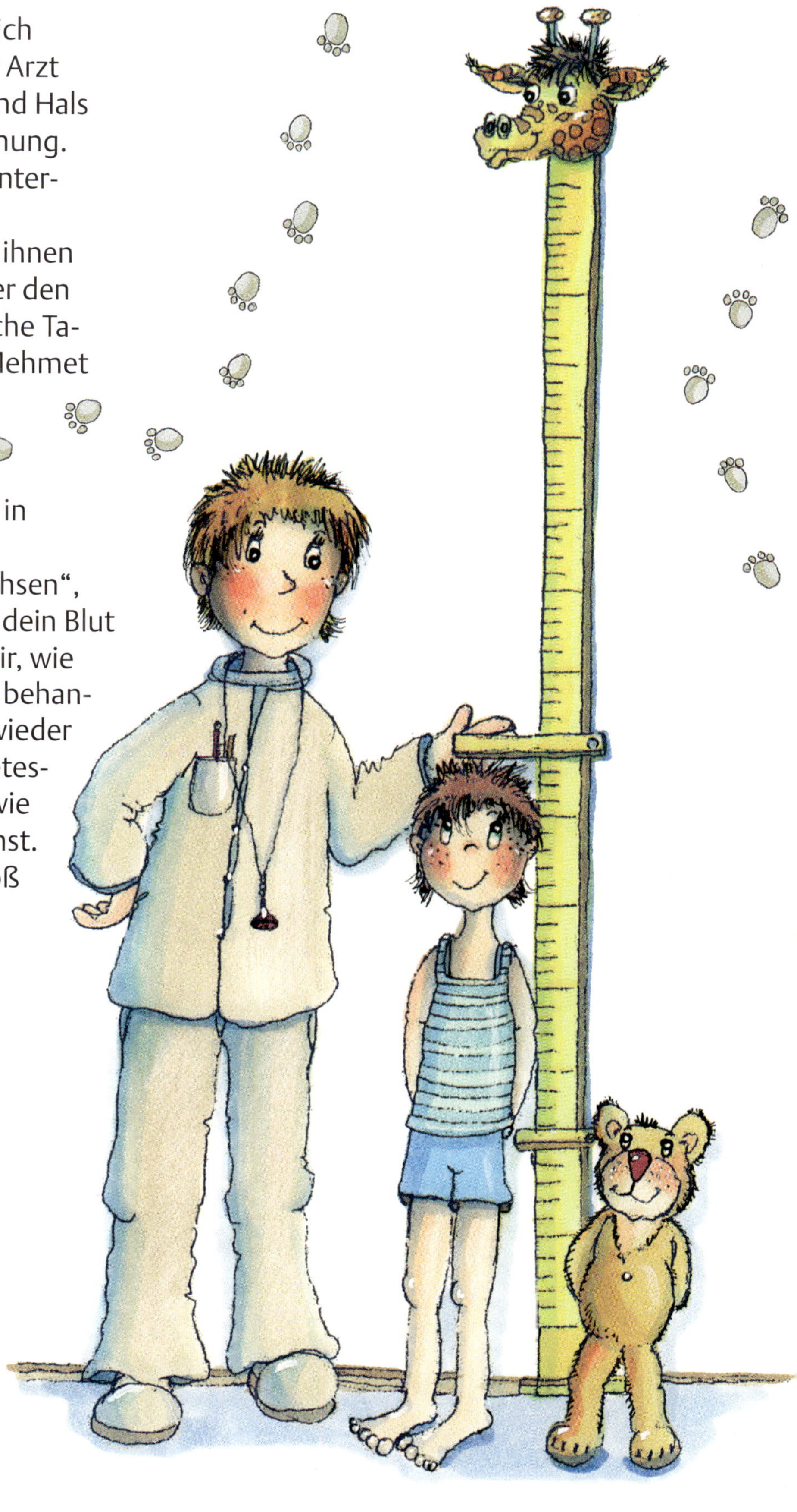

Untersuchungen im Labor

Ganz besonders wichtige Hinweise darüber, wie krank oder gesund du bist, kommen aus deinem Körper. In deinem Blut, Urin und im Stuhl findet man viele Hinweise auf das, was dich vielleicht krank macht. Wenn deine Mama mit dir zur Toilette geht, kannst du dort das Pipi in einen kleinen Becher und den Stuhlgang in eine bestimmte Schüssel machen. Um dein Blut untersuchen zu können, muss der Doktor dich aber einmal ganz kurz pieksen. Das tut zwar etwas weh, geht aber normalerweise auch ganz schnell vorbei!

Lea, die richtig hohes Fieber hat, bekommt einige Röhrchen Blut abgenommen. Die Ärztin forscht nach Spuren, die eine Entzündung in ihrem Körper anzeigen.

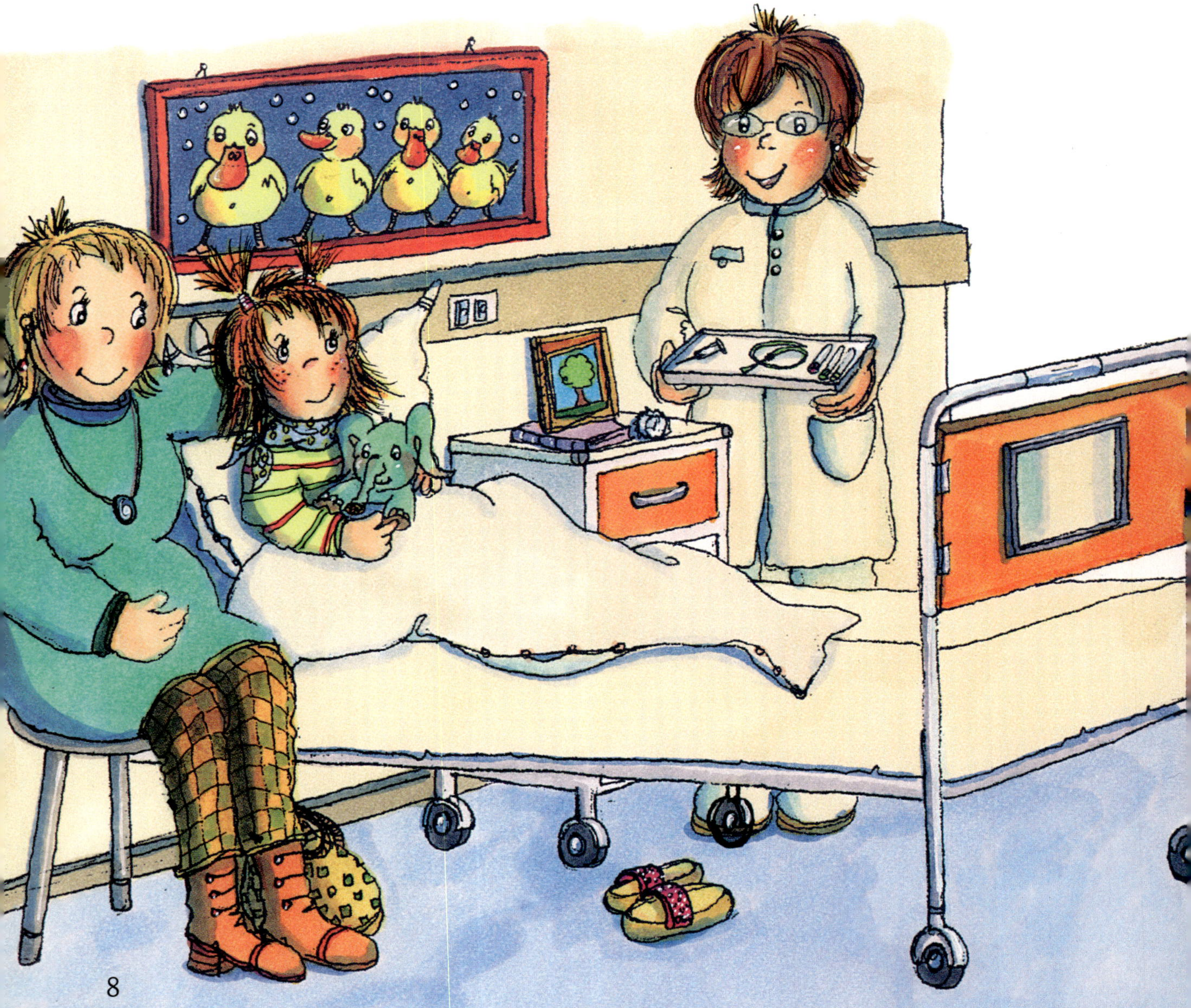

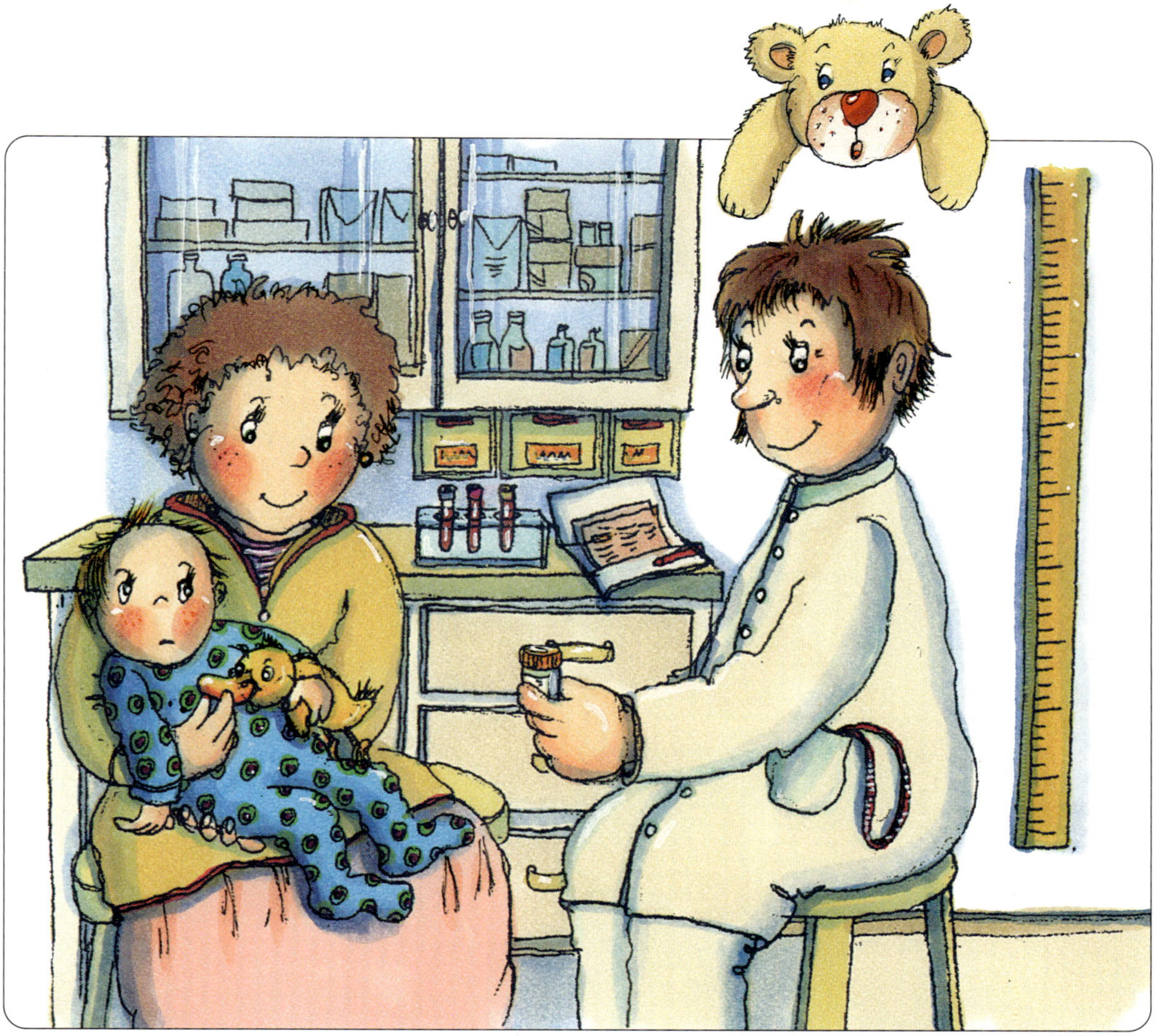

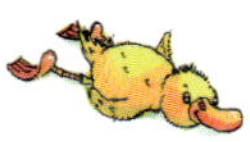
Der kleine Jan fühlt sich ebenfalls nicht gut. Er hat Bauchschmerzen.
Die Ärzte vermuten, dass er sich mit ganz kleinen Viren oder Bakterien angesteckt haben kann. Man nennt das eine Infektion. Jan bekommt auch Blut abgenommen und muss Pipi und Stuhl abgeben.

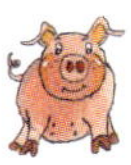
Steven, der seit vier Jahren die Krankheit Diabetes hat, muss regelmäßig seinen Zuckerwert im Blut kontrollieren. Er hat aber längst gelernt, die Blutzuckertests selbst zu machen und kann das ganz alleine.

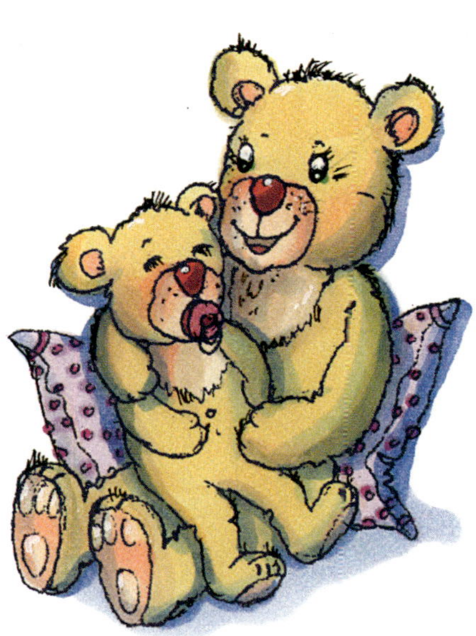

Was passiert beim Blutabnehmen?

Bevor der Arzt dir Blut abnehmen kann, sucht er erst mal nach einer Ader, die er gut sehen kann. Oft findet er eine solche Stelle am Arm oder an der Hand. Er bindet dann ein Band um den Arm und staut damit das Blut ein wenig.
So sind die Adern noch besser sichtbar. Du kannst ihm dabei helfen, indem du die Hand ein paar Mal auf und zu machst. Deine Adern werden gleich dicker.

Wenn du Angst hast, kann dir deine Mama oder die Kinderkrankenschwester das erst mal vormachen, oder du probierst das Stauband an deinem Teddy aus (der hat allerdings keine Adern).

Falls es wehtut, kannst du ruhig Aua schreien oder die Hand deiner Mama fest drücken.

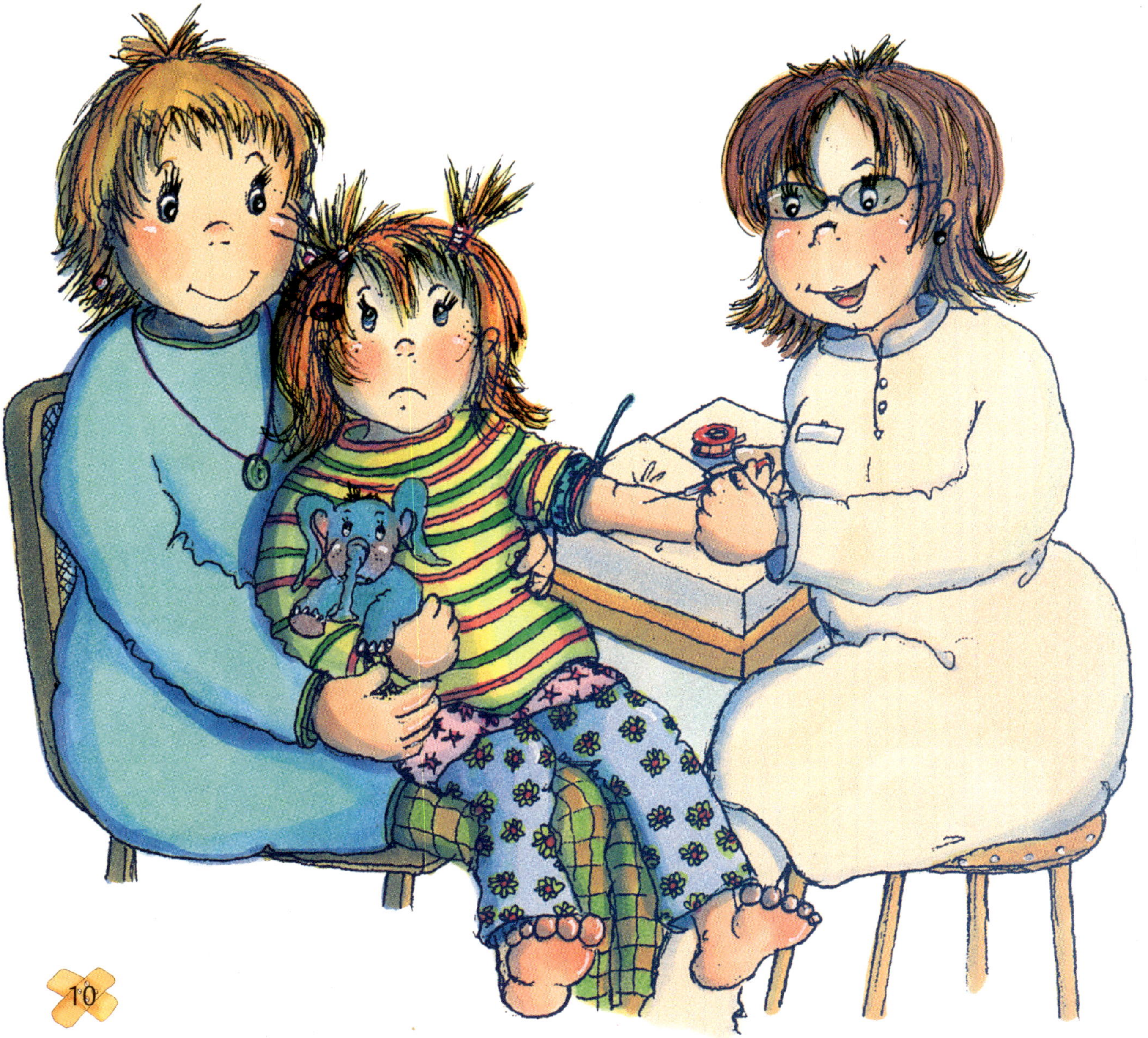

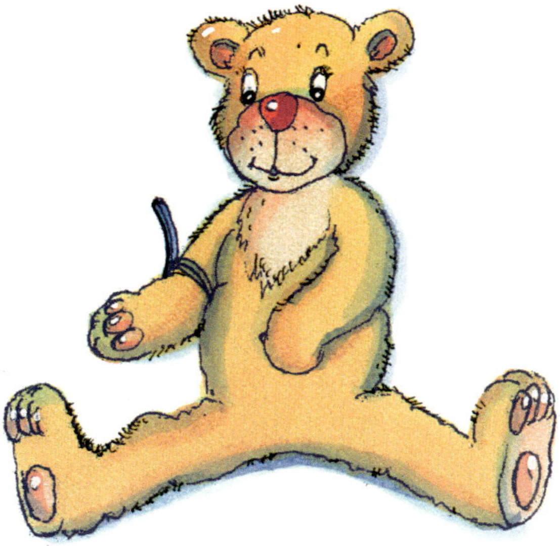

Wenn die Nadel dann in die Ader sticht, spürst du einen kleinen Pieks. Falls es wehtut, kannst du ruhig „Aua“ schreien oder die Hand deiner Mama fest drücken. Nur wegziehen solltest du deinen Arm nicht. Sonst rutscht am Ende die Nadel heraus und es muss noch einmal gepiekst werden.
Steckt die Nadel, die man auch Kanüle nennt, dann in der Ader und fließt das Blut heraus, spürst du so gut wie nichts mehr.
Der Arzt steckt nun nacheinander kleine Gefäße mit verschieden bunten Deckeln an die Kanüle.

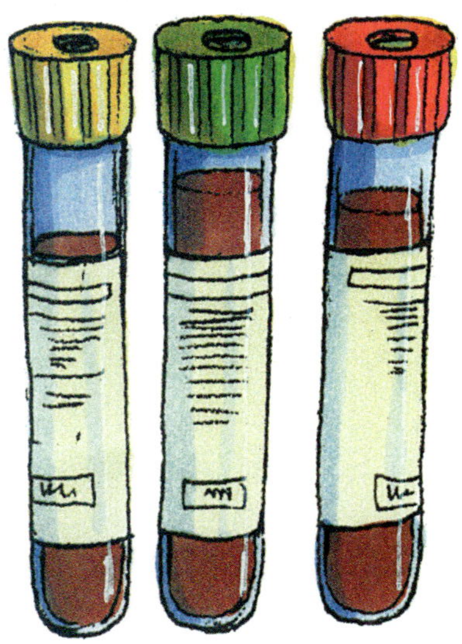

Manche Kinder finden es ganz spannend, das fließende Blut zu beobachten, andere finden es eher ekelig. Beides ist in Ordnung!

Wenn das letzte Röhrchen voll ist, wird die Kanüle meist wieder rausgezogen und du bekommst ein kleines Pflaster. Vielleicht fallen deinen Eltern tolle Dinge ein, die dich für deine Tapferkeit belohnen.

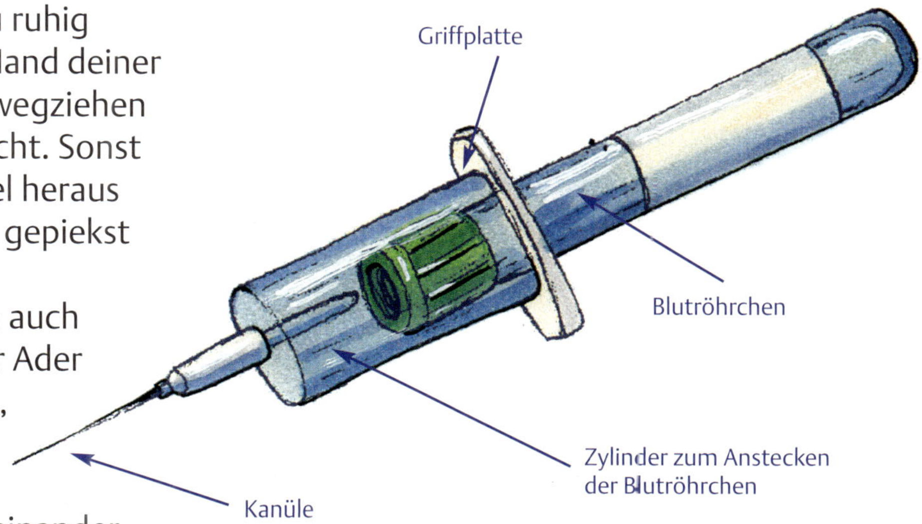

Zuletzt werden dann noch Aufkleber mit deinem Namen und deiner Patientennummer auf die Röhrchen geklebt. Genauso wird es mit den Laborzetteln gemacht, auf denen steht, was im Blut untersucht werden soll. So kann nichts mehr verwechselt werden!

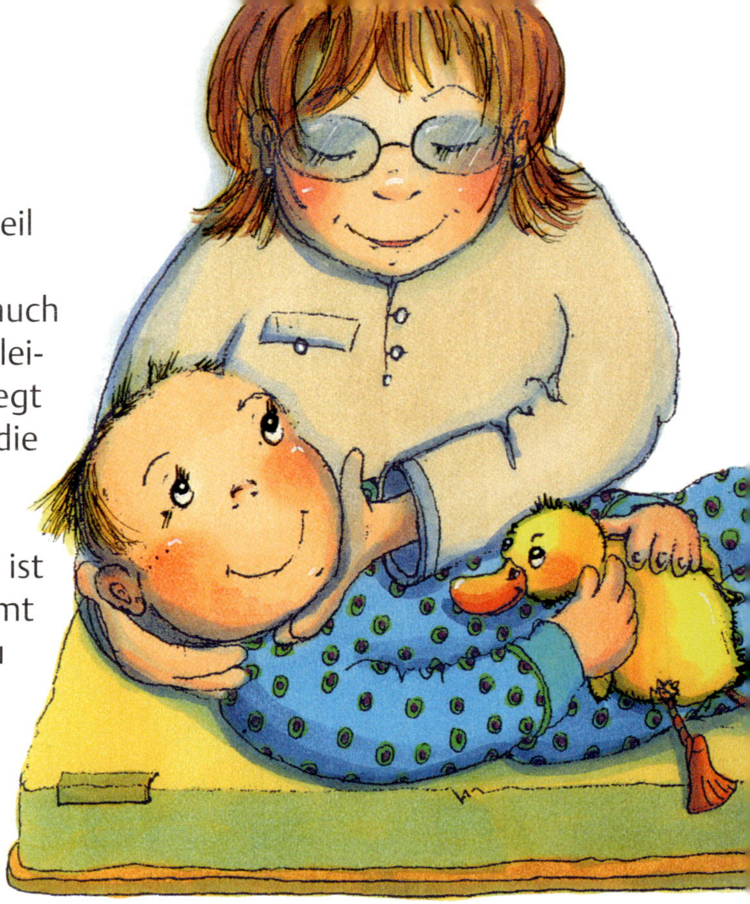

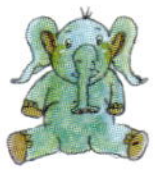

Lea bekommt an der linken Hand Blut abgenommen, weil sie mit der rechten malt und schreibt. Sie hat Angst, ist aber auch neugierig und sieht zu, wie ein kleiner Stauschlauch am Arm angelegt wird. Nachdem sie ein paar Mal die Hand auf und zu gemacht hat, sind die Adern am H andrücken richtig dick geworden. Der Pieks ist wirklich schnell vorbei, Lea kommt noch nicht einmal dazu „Aua“ zu schreien. Gespannt beobachtet sie, wie sich die kleinen Röhrchen wie von Geisterhand mit Blut füllen.
Danach lässt die Ärztin bei Lea den kleinen Plastikschlauch aus der Nadel stecken und klebt alles gut fest. So muss Lea nicht erneut gestochen werden, wenn sie später eine Infusion braucht. Bei einer Infusion können Flüssigkeiten oder Medikamente über einenSchlauch direkt in die Ader fließen. Sie wirken dann viel schneller.

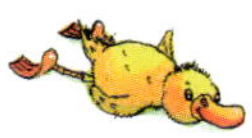

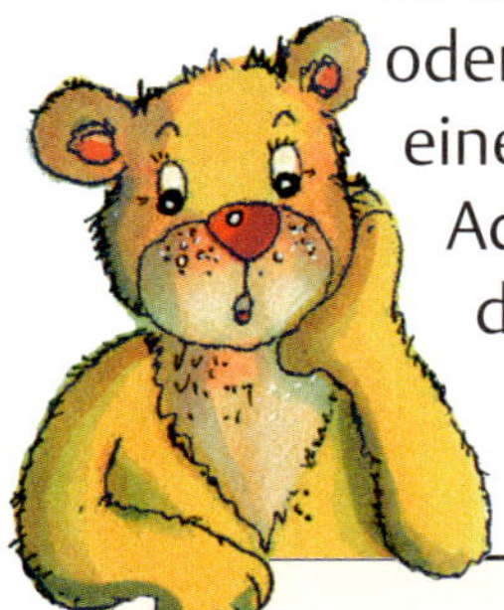

Jan ist noch ein Baby. Das Blut wird bei ihm aus einer Ader am Kopf entnommen. Er hat ja noch kaum Haare und seine Adern sind dort besser zu erkennen als an seinen Armen.
Die Kinderkrankenschwester hält ihm sanft den Kopf fest, während der Arzt vorsichtig die Kanüle in die Ader schiebt. Beim Festhalten hat

Was wird eigentlich im Blut untersucht?

Es gibt ganz viele Möglichkeiten, im Blut nach Krankheiten zu suchen.
Im Blut schwimmen winzig kleine rote und weiße Blutkörperchen herum. Sie sind so klein, dass du sie mit dem bloßen Auge gar nicht sehen kannst. Sie werden im Labor unter dem Mikroskop gezählt. Diese Untersuchung nennt man Blutbild. Veränderungen geben Hinweise auf die Krankheit. Die roten Blutkörperchen tragen den Sauerstoff im Körper Huckepack. Gibt es von ihnen zuwenig, wird man schnell müde und ist sehr blass.
Die weißen Blutkörperchen sind die Polizei im Blut. Sie erkennen Krankheitserreger und stürzen sich in großen Mengen auf sie. Wenn ganz viele weiße Blutkörperchen im Blut

Jan noch mit der Schwester gelächelt, aber jetzt stimmt er doch ein kräftiges Geschrei an! Jans Mama redet ihm gut zu. So vergisst er seinen Schmerz und Kummer schneller als die Blutentnahme beendet ist.

Da Jan noch eine Windel trägt, kann der Stuhlgang für das Laborröhrchen leicht aus der Windel genommen werden.
Doch wie schaffen es die Schwestern Pipi aufzufangen, wenn das Kind noch nicht aufs Töpfchen geht? – Auch kein Problem! Dafür gibt es spezielle „Pipi Auffangbeutel“, die vorsichtig mit kleinen Klebestreifen auf die Haut geklebt werden. Schon nach einer halben Stunde meldet Jans Mama, dass der Pipibeutel voll ist. Jetzt kann er entfernt und der Urin im Labor untersucht werden.

Steven nimmt sich selbst aus dem Finger einen Tropfen Blut ab. Hierzu hat er ein besonderes Pieksgerät, das ein so kleines Loch macht, dass er es kaum sieht und spürt. Dann macht er einen Blutstropfen auf ein kleines Stück Testpapier und steckt es in ein Messgerät. Wenn das Gerät piepst, kann Steven den Zuckerwert ablesen. Das macht er jeden Tag mehrmals. Er findet das ganz normal, freut sich aber trotzdem, wenn seine Klassenkameraden das cool finden. Wie die erst staunen werden, wenn er jetzt auch noch lernt, das Insulin selbst zu spritzen!

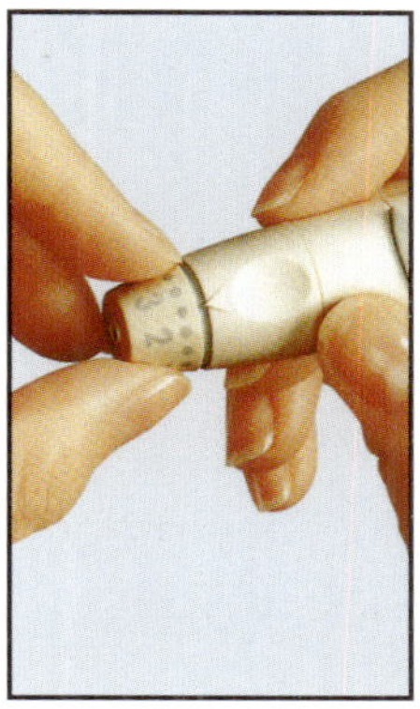

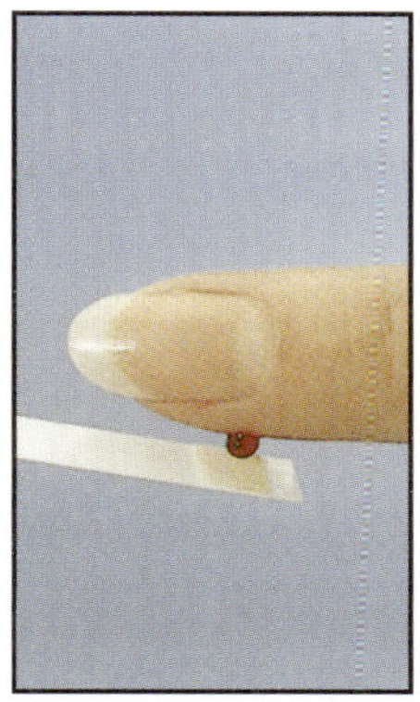

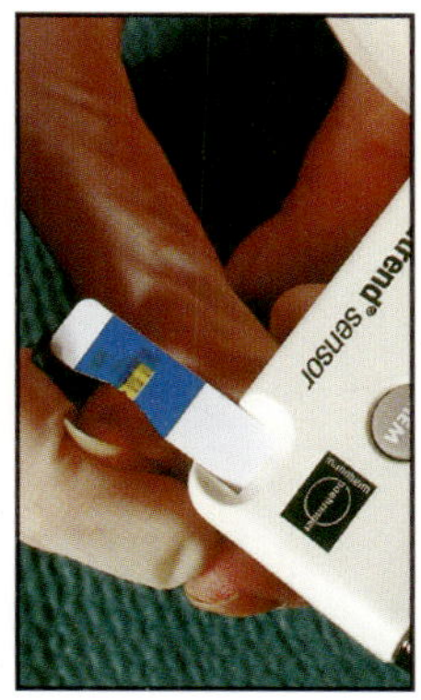

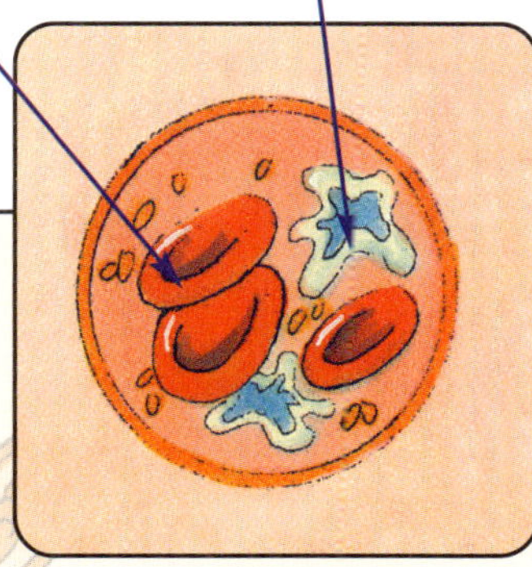

gezählt werden, vermutet man also eine Entzündung.

Welche anderen Laboruntersuchungen gibt es noch?

Auch im Urin, Stuhl, in der Spucke oder im Eiter können Krankheitserreger gefunden werden. Wenn der Arzt weiß, welche Erreger ein Kind krank gemacht haben, dann weiß er auch, welches Medikament das Kind wieder gesund macht.

Die Röntgenuntersuchung

Wenn du geröntgt wirst, wird ein Foto vom Inneren deines Körpers gemacht – nur dass diese Fotos eher aussehen wie schwarze Plastikfolien, auf denen man weiße Muster erkennen kann, wenn man sie gegen das Licht hält.

Das Tolle an Röntgenaufnahmen ist:
Genauso wie beim Fotografieren dauern sie nur ganz kurz und tun überhaupt nicht weh!!

Lea, Robin und Kevin haben ganz verschiedene Krankheiten. Trotzdem werden alle drei geröntgt.

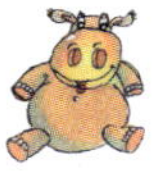

Robin hat einen Gipsarm. Er hat sich vor vier Wochen beim Fußballspielen den Arm gebrochen. Nun möchte die Ärztin sehen, ob der Knochen richtig verheilt ist und der Gips abgenommen werden kann.

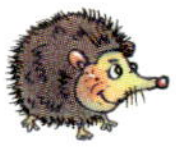

Der kleine Kevin ist vom Wickeltisch gestürzt und hat sich am Kopf weh getan. Seine Mama und auch sein Arzt möchten ein Röntgenbild, um zu sehen, dass das Köpfchen auch heil geblieben ist.

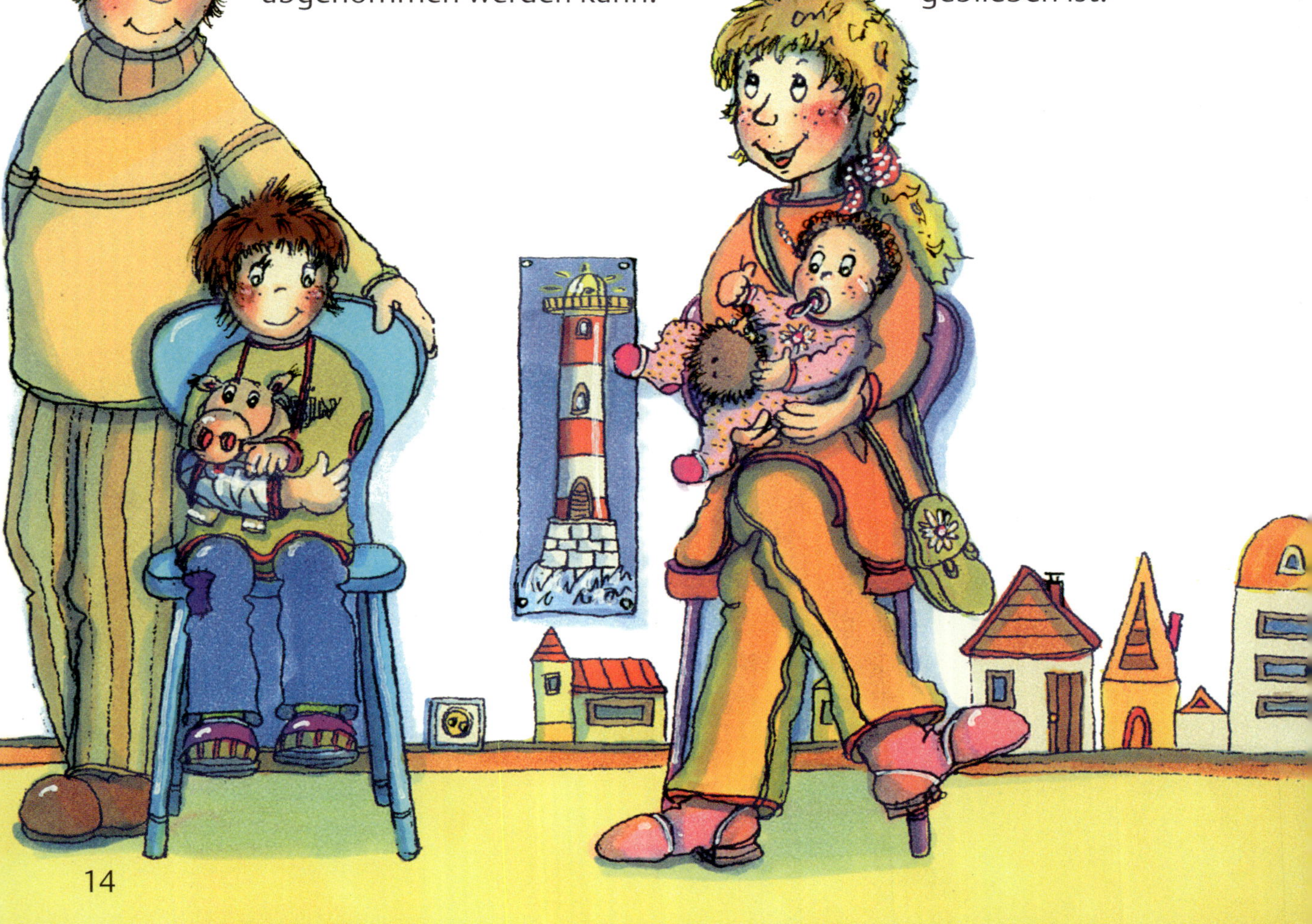

Was ist das eigentlich – Röntgen?

Wilhelm Conrad Röntgen hat vor langer langer Zeit, als es noch kein Fernsehen und kein Radio gab, Strahlen entdeckt, mit denen man ein Foto vom Inneren des Körpers machen kann.
Diese Untersuchung wurde nach ihm benannt und heißt deshalb Röntgenuntersuchung.

Die Strahlen können durch den Körper hindurch dringen, ohne dass man sie spürt oder sieht. So können Brüche in Knochen oder auch manche Veränderungen im Gewebe durch ein Röntgenbild gut entdeckt werden.

Zu viele Röntgenstrahlen können krank machen. Daher wird immer nur der Körperteil durchleuchtet, der auch krank ist. Andere Bereiche deines Körpers, die besonders empfindlich sind, werden mit dicken Schürzen aus Blei geschützt. Diese lassen die Strahlung nicht durch. Solche Schürzen müssen auch deine Eltern anziehen, wenn sie bei der Aufnahme bei dir bleiben.

Lea hustet stark und hat hohes Fieber. Die Ärztin vermutet eine Lungenentzündung. Sie möchte Leas Brust röntgen, damit sie sehen kann, ob ihre Lunge sich verändert hat.

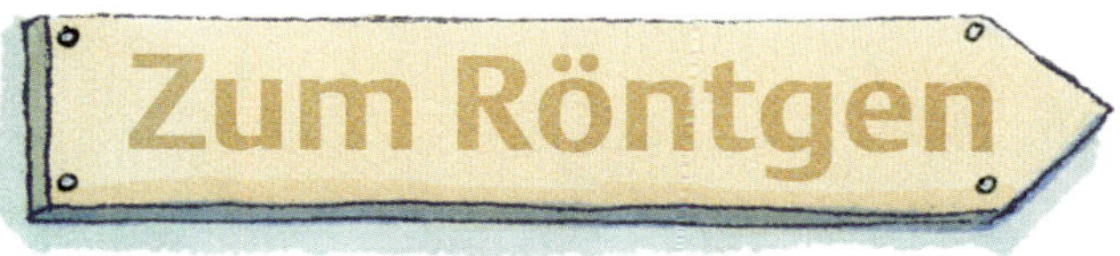

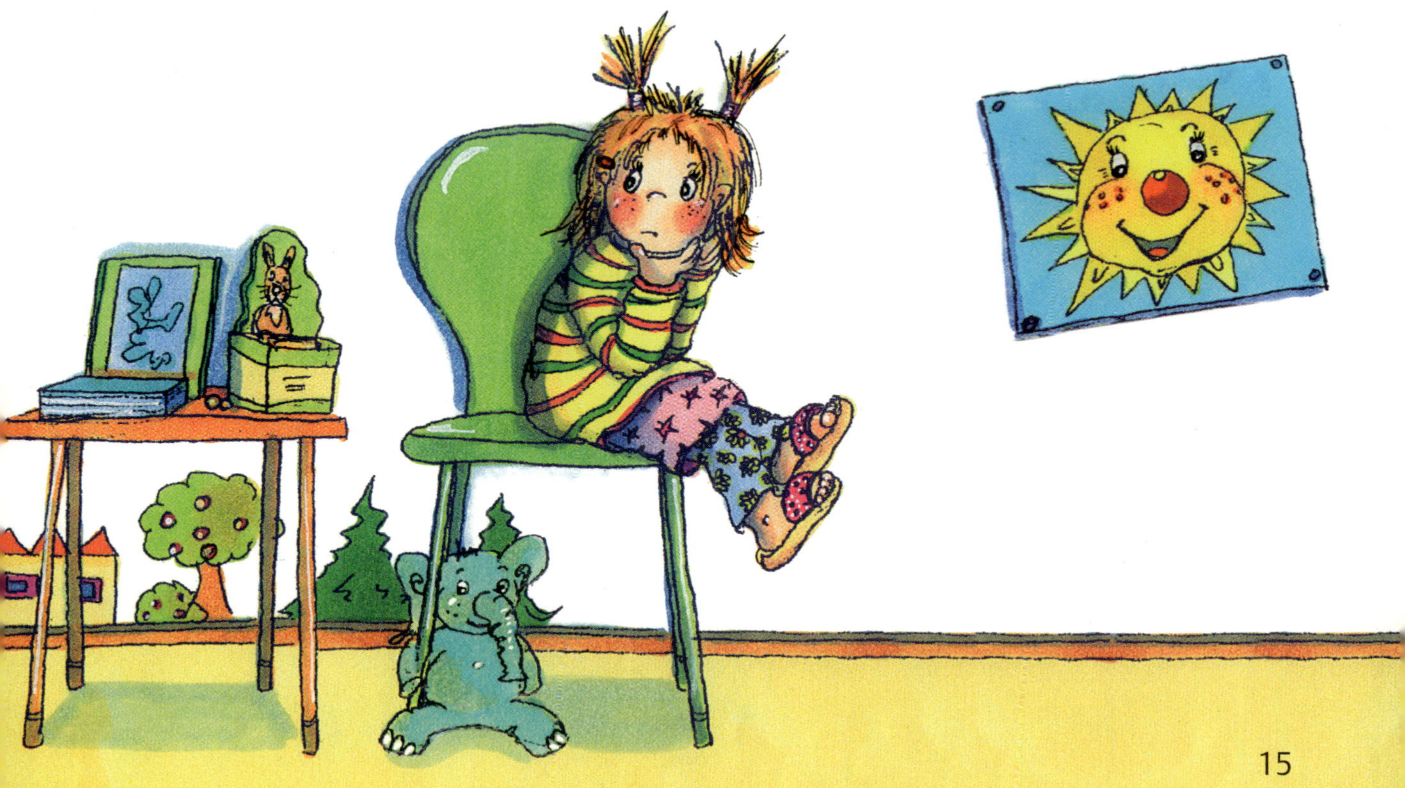

Was passiert beim Röntgen?

Wenn du geröntgt wirst, musst du das entsprechende Körperteil entkleiden. Deine Eltern oder die Kinderkrankenschwester helfen dir dabei. Auch deinen Schmuck musst du ablegen. Am besten lässt du Kettchen oder Ohrringe gleich bei deinen Eltern, damit sie nicht verloren gehen.
Dann setzt oder legst du dich so hin, wie es dir die Röntgenassistentin zeigt. Die Aufnahme selbst dauert nur eine Sekunde. In dieser Zeit musst du ganz still halten. Denn sonst verwackelt das Bild wie beim Fotografieren und man kann nichts mehr erkennen. Meist hörst du beim Röntgen ein summendes Geräusch. Das ist aber überhaupt nicht schlimm und du brauchst keine Angst zu haben. In wenigen Minuten ist das Bild entwickelt und du kannst sehen, wie dein Körper von innen aussieht.

Lea setzt sich aufrecht auf einen Hocker. Vor ihrer Brust hat die Röntgenassistentin eine Metallplatte aufgestellt. Lea atmet ruhig aus und ein, bis die Röntgenassistentin sagt: „Lea, nun musst du einmal tief einatmen und dann die Luft kurz anhalten."
Die Assistentin drückt auf einen Knopf, es summt einmal kurz und schon ist alles vorbei. Lea darf schon wieder aufstehen und sich anziehen.

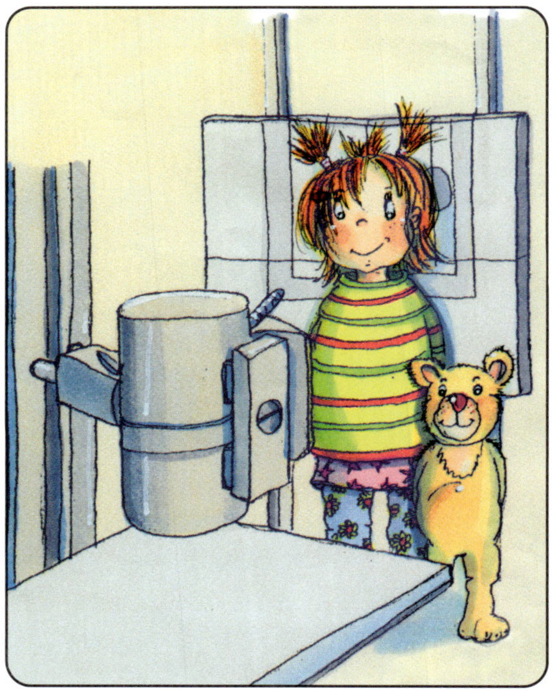

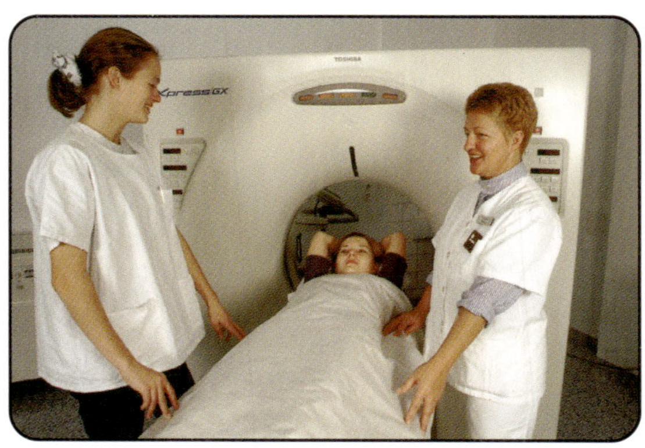

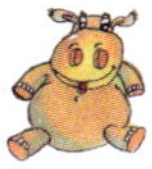 Robin muss nur seinen Arm auf eine Röntgenplatte legen. Die Assistentin zeigt ihm genau wie. In einer großen braunen Mappe liegen die Aufnahmen, die vor vier Wochen von seinem Arm gemacht wurden. Jetzt können sie mit dem neuen Bild verglichen werden und man kann sehen, wie gut die Knochen im Arm verheilt sind.

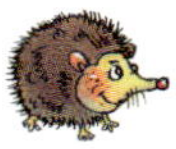 Kevin braucht möglicherweise gleich zwei Röntgenaufnahmen, eine von oben und eine von der Seite.
Weil Kevin aber noch so klein ist, helfen ihm spezielle Kissen, das Köpfchen ruhig zu halten. Aber auch seine Mutter hat eine dicke Schürze angelegt und bleibt bei ihm, um ihn zu beruhigen.

Ganz besonders tolle Aufnahmen können mit einem Computertomograph gemacht werden.
Es funktioniert so ähnlich wie das Röntgen. Du wirst mit einer Liege in einen kleinen Tunnel gefahren. In dem Tunnel flitzt das Röntgengerät ganz schnell um dich herum und macht viele viele Aufnahmen von verschiedenen Körperschichten.
Das dauert deshalb auch etwas länger als das normale Röntgen.

Diese Untersuchung tut nicht weh, ist aber vielleicht etwas langweilig, weil du doch eine Weile still halten musst.

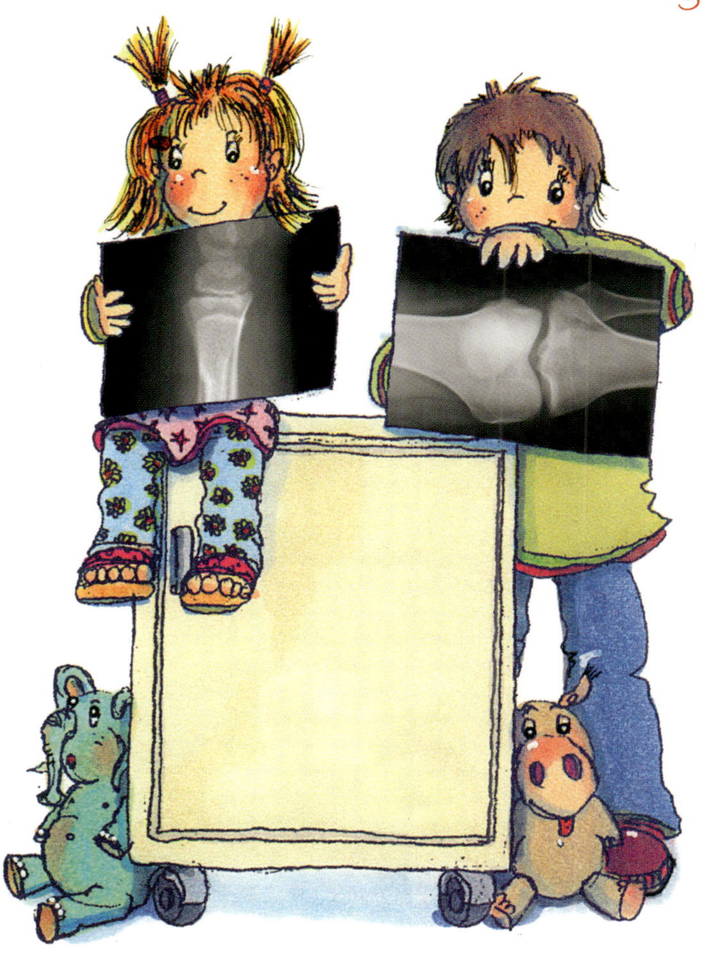

Die Untersuchung mit Ultraschall

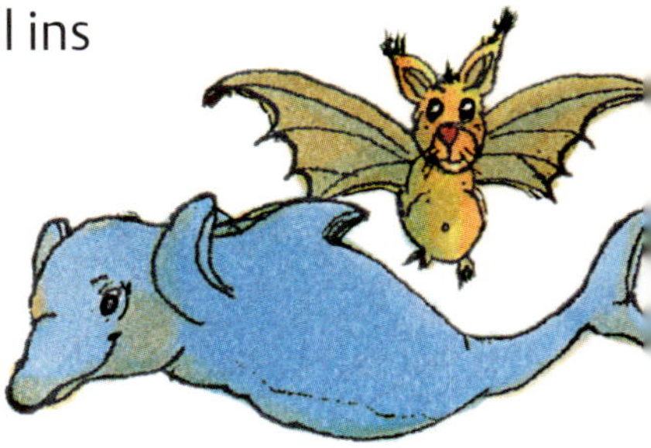

Im Kinderkrankenhaus können die Ärzte mit Ultraschall ins Innere deines Körpers blicken und sogar Bilder davon machen. Eine Untersuchung mit Ultraschall ist ganz ungefährlich und tut nicht weh. Denn Ultraschall funktioniert mit superhohen (ultrahohen) Tönen, die wir Menschen nur nicht hören können. Das können nur bestimmte Tiere wie z.B. Delfine oder Fledermäuse. Und Töne - man sagt auch Schallwellen, weil sie sich wellenförmig bewegen - tun ja nicht weh!

Mit dem Ultraschall kann der Arzt in deinen Körper hineinsehen, ohne dass es dir weh tut.

Baby Fynns Hüfte wird untersucht. Die Ärztin möchte sehen, ob sich seine Knochen im Hüftgelenk auch richtig entwickeln. Weil das direkt nach der Geburt nicht so war, trägt er eine Spreizhose.

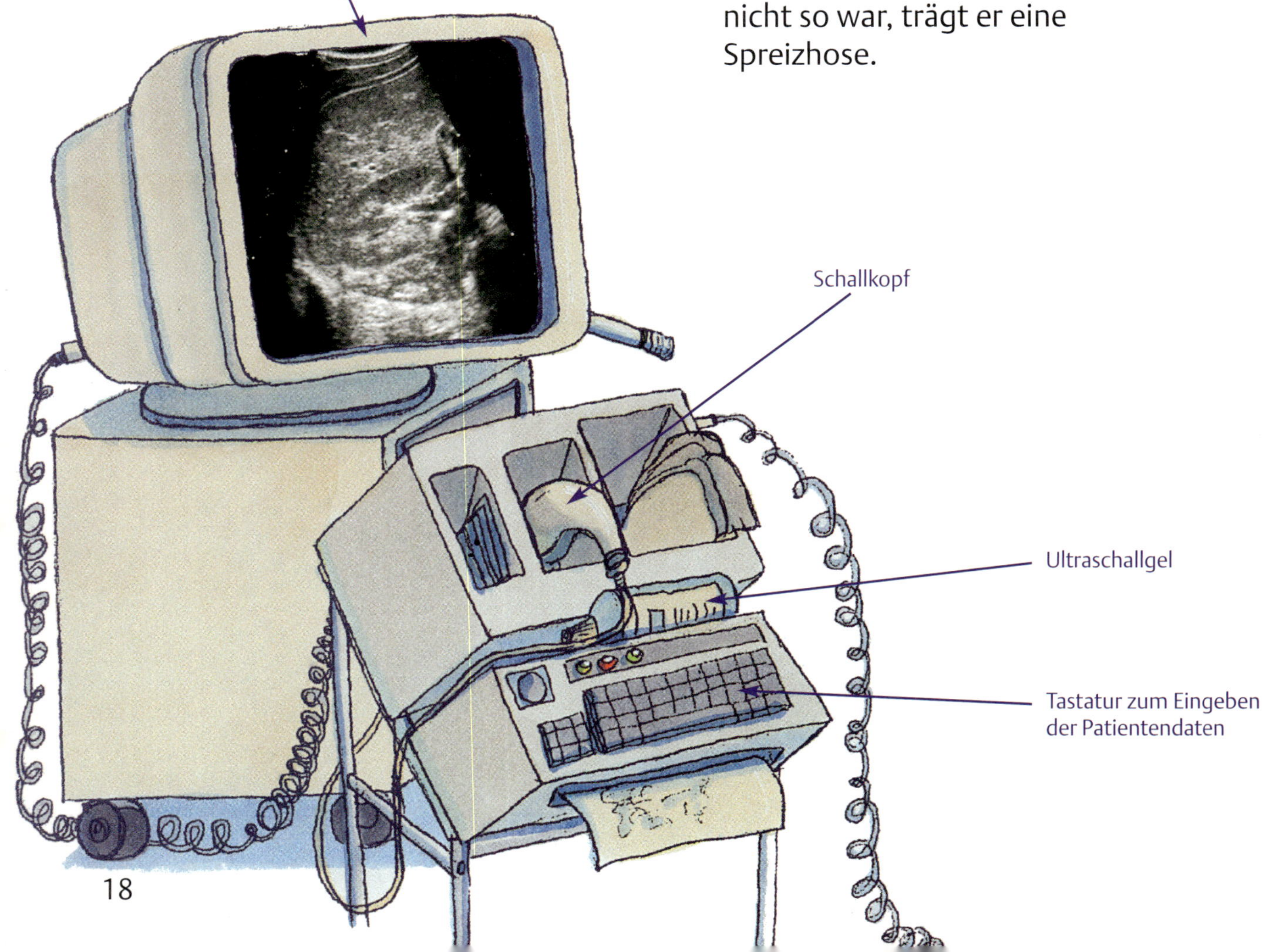

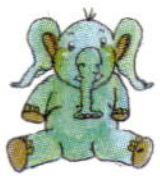

Lea klagt über Bauchschmerzen. Deshalb werden ihre Organe im Bauch mit dem Ultraschall genau untersucht. Das Gerät kann sogar die Größe von Leber, Milz, Nieren und anderen Organen wie mit einem Zentimetermaß ausmessen.

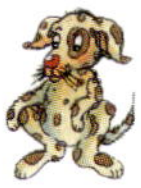

Babsi kennt sich im Krankenhaus bestens aus. Sie war bereits als Baby dort und wurde wegen eines Herzfehlers operiert. Sie hat alles gut überstanden und kommt jetzt noch regelmäßig zur Kontrolle ins Krankenhaus. Mit dem Ultraschall wird ihr Herz angeschaut.

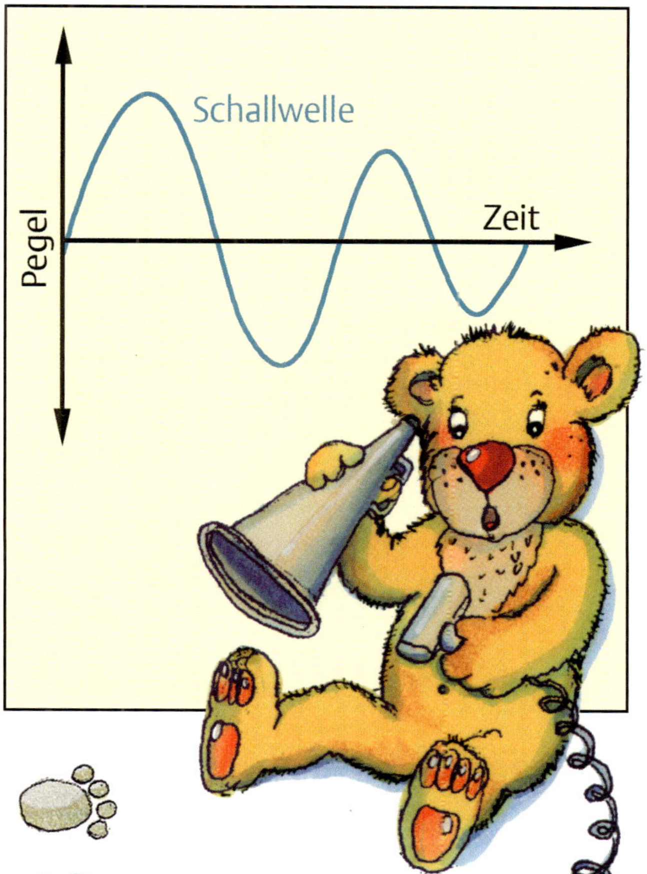

Was ist Ultraschall?

Weißt du, was Schall ist? Im Prinzip ist das nichts anderes als ein Ton, den du hörst. Stell dir vor, du zupfst die Saite einer Gitarre. Sie schwingt und diese Schwingungen breiten sich in der Luft wie Wellen im Wasser aus. Deshalb nennt man Töne auch Schallwellen. Wenn die Schallwellen auf dein Ohr treffen, kannst du den Ton hören.

Tiefe Töne erzeugen nur wenige Schwingungen in der Minute, hohe Töne viele. Schallwellen, die so schnell schwingen, dass der Mensch sie nicht mehr hören kann, heißen Ultraschallwellen.

Trifft der Ultraschall bei der Untersuchung auf deine Knochen und Organe, wird er unterschiedlich stark wieder zurückgeworfen. Ein Echo entsteht, so als wenn Du in den Bergen etwas rufst und das von den Felswänden zurückgeworfen wird. Dieses Echo wird vom Schallkopf des Ultraschallgerätes aufgefangen und am Bildschirm in ein Bild umgewandelt.

Was wird gemacht?

Zuerst musst du die Stelle, die untersucht werden soll, frei machen. Oft reicht es, wenn du deine Kleidung etwas zur Seite oder hoch schiebst. Für die Untersuchung legst du dich bequem auf eine Liege. Damit der Schall gut weitergeleitet werden kann, wird auf die Haut ein Gel aufgetragen. Das ist glibberig und kühl, tut aber nicht weh.
Dann führt der Arzt den Schallkopf langsam über deine Haut, bis er alle gewünschten Organe ausreichend untersucht hat. Wenn du sehr kitzelig bist, musst du dabei bestimmt mal lachen. Trotzdem solltest du versuchen, ruhig zu liegen. Anschließend darfst du das glibberige Gel abwischen und deine Kleidung wieder zurechtrücken.

Baby Fynn wird erst mal von seiner Mama gestillt, damit er nicht ungeduldig wird. Zur Untersuchung wird die Windel ausgezogen. Eine Kinderkrankenschwester hält ihn sanft fest. Zuvor hatte sie die gute Idee, das Gel, das auf Fynns Hüfte verteilt wird, in den Flaschenwärmer zu stellen. Dadurch ist es nicht so kalt auf seiner Haut. Die Ärztin entdeckt eine kleine Veränderung an Fynns Hüftgelenk. Das ist nicht schlimm, muss aber behandelt werden, damit Fynn richtig laufen lernen kann. Deshalb wird er noch eine Weile eine

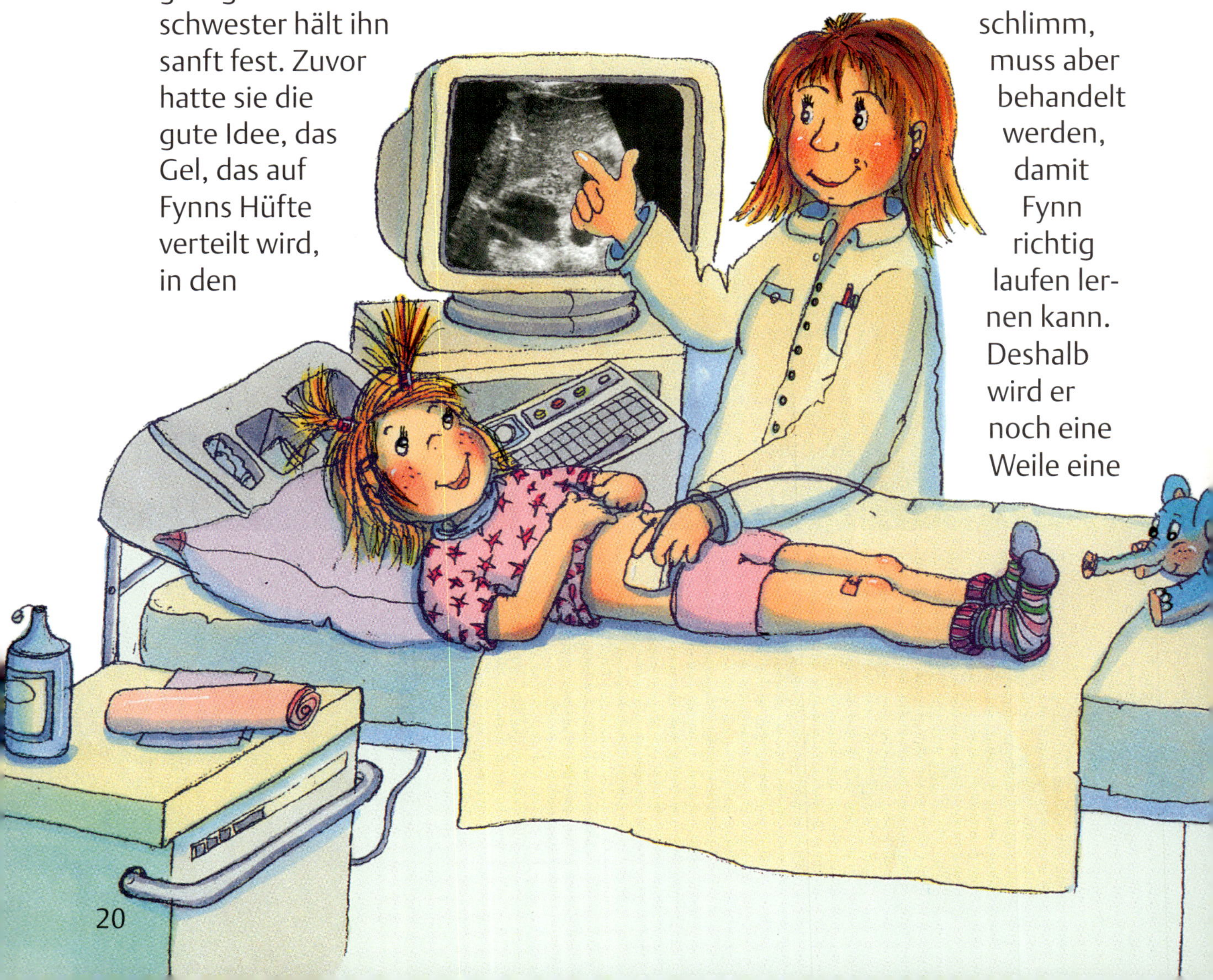

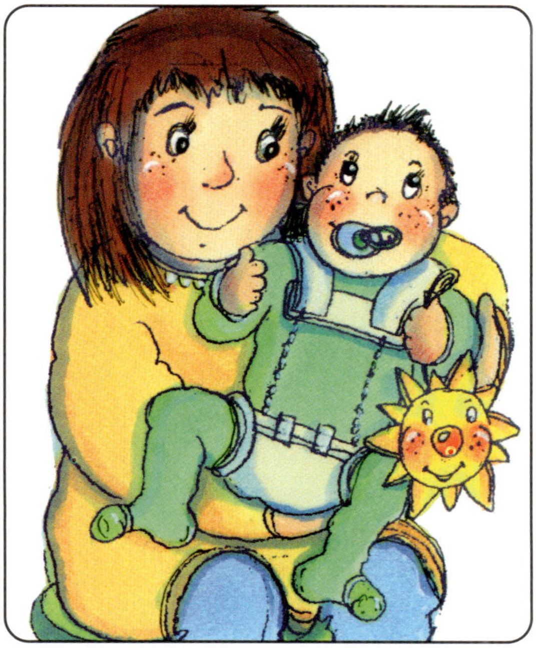

Spreizhose tragen, die seine Beinchen ein wenig auseinanderdrückt. Nur so wachsen die Knochen in die richtige Stellung.

Die Organe im Bauch, die die Ärztin Lea zeigen will, sagen ihr noch nicht viel und sie wünscht sich von ihrer Mutter unbedingt ein Buch über den Körper.
Die Ärztin fragt: „Lea, weißt du, wie groß und wie schwer du bist?“ Nein, das hat Lea vergessen, aber das steht ja alles auf dem Zettel, den sie zur Untersuchung mitgebracht hat. „Das brauchen wir, um zu sehen, ob deine Organe die richtige Größe für deinen Körper haben, denn kleinere Kinder haben natürlich kleinere Organe als größere.“ „Logisch“, denkt Lea. „Gut, dass die hier an alles denken.“
„In deinem Bauch ist alles o.k.“, erklärt ihr die Ärztin, nachdem sie alles genau untersucht und vermessen hat. „Wahrscheinlich kommt dein Bauchweh vom vielen Husten.“

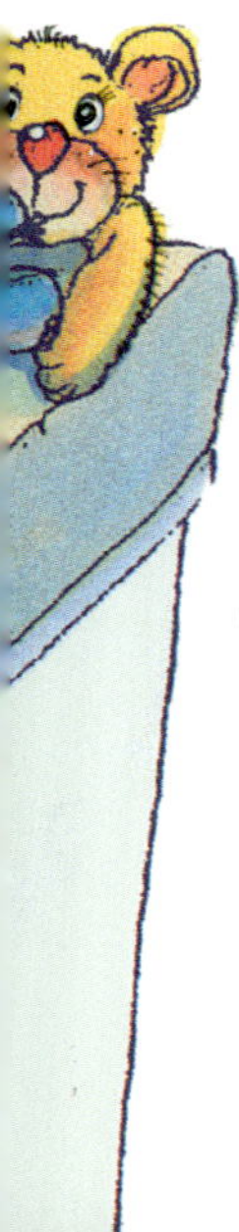

Babsi freut sich, viele bekannte Gesichter im Krankenhaus wiederzutreffen. Sie weiß genau, dass das Gebilde auf dem Monitor ihr Herz ist. Es bewegt sich schnell und gleichmäßig, rote und blaue Spuren leuchten auf. Die zeigen den Blutfluss in den Adern an. Das strömende Blut kann man auch hören: Es klingt wie ein regelmäßig lauter werdendes Rauschen.
„Alles in Ordnung!“, sagt die Ärztin.
„Wie immer“, lacht Babsi. Jetzt muss sie ihren Lieblingsärzten und -schwestern aber unbedingt ihre Urkunde vom Sportfest zeigen, die sie extra mitgebracht hat.

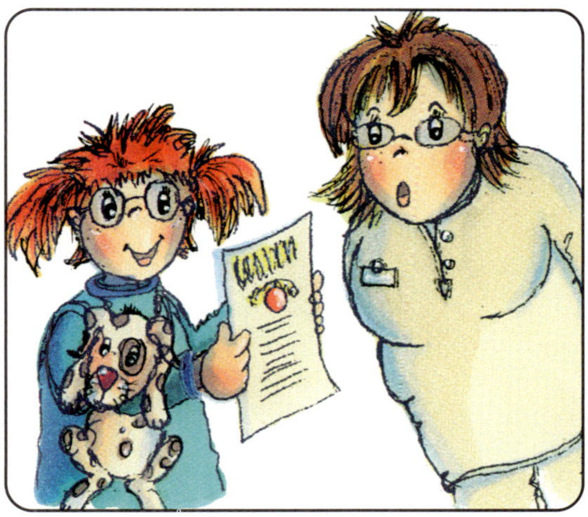

Das EKG

Mit einem Elektrokardiogramm, so heißt das EKG mit ganzem Namen, kann man das Herz untersuchen. Der Arzt macht ein EKG wenn er wissen möchte, ob dein Herz richtig und regelmäßig schlägt.
Jeder Schlag deines Herzens wird durch einen kleinen elektrischen Stromstoß im Herzen hervorgerufen. Diesen kann man mit einem EKG aufzeichnen und in Form von Kurven auf einem Papierstreifen oder einem Bildschirm sichtbar machen.
Deshalb heißt „Elektrokardiogramm“ auf Deutsch auch „Herzstromkurve“. Die Kurven zeigen an, ob dein Herz richtig funktioniert und gesund ist.

Beim EKG werden einige Kabel an deinen Körper angelegt, aber das tut nicht weh und auch sonst merkst du gar nichts.

Babsi wurde als Baby am Herzen operiert. Heute ist sie wieder gesund, aber die Ärzte möchten regelmäßig kontrollieren, ob auch alles in Ordnung ist. Darum bekommt Babsi ein Elektrokardiogramm.

Lea hat sich inzwischen von der Lungenentzündung gut erholt. Aber ihr Herz schlägt immer noch schneller als sonst, obwohl sie kein Fieber mehr hat. Deshalb macht die Ärztin ein EKG. Sie möchte wissen, ob vielleicht auch das Herz von der Entzündung betroffen ist.

Florian kam drei Monate zu früh auf die Welt. Bei der Geburt wog er nur 800 Gramm. Das ist weniger als eine Tüte Milch wiegt! Inzwischen ist er schon ein paar Wochen alt und doppelt so schwer. Seine Eltern sind ganz stolz auf ihn. So oft sie können, lassen sie sich Florian von der Kinderkranken-

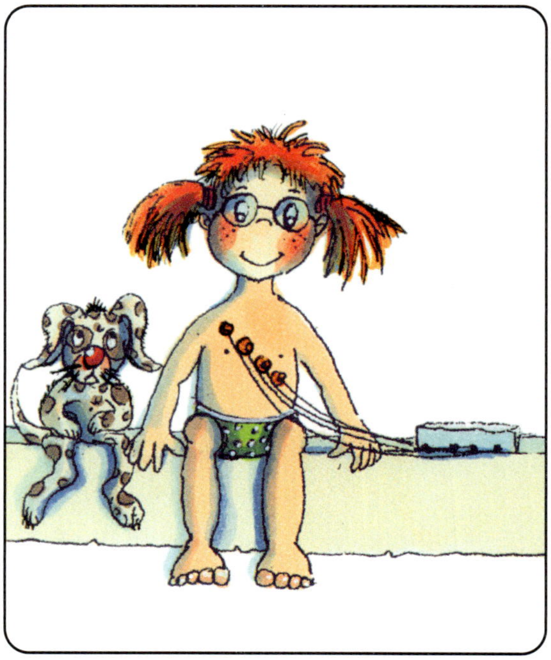

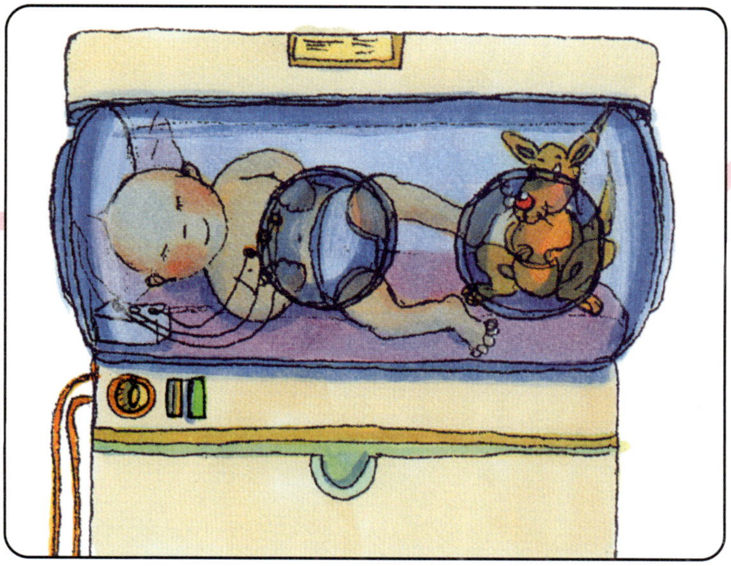

Dennoch müssen die Ärzte und Schwestern noch gut auf das kleine Baby aufpassen. Um Florians Herz immer am Bildschirm beobachten zu können, haben sie drei kleine EKG-Plättchen an seiner Brust festgeklebt.

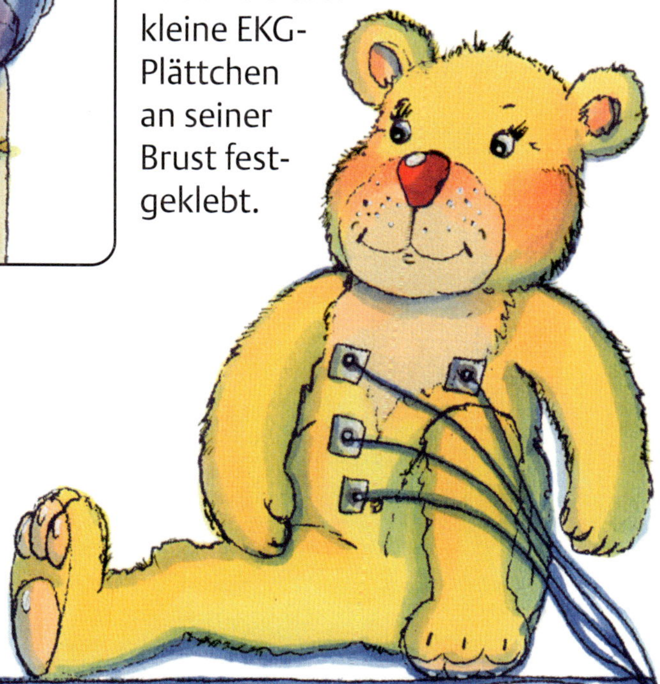

schwester aus dem Brutkasten nehmen. Sie legt ihn auf Mamas Bauch, direkt auf die nackte Haut. Weil sich das Baby dabei so wohl fühlt wie ein Känguru-Baby im Beutel, nennt man diese Art des Kuschelns auch Kängururen.

Wie funktioniert das EKG?

Damit das Herz schlagen kann, ist ein elektrischer Impuls notwendig, der dem Herzmuskel befiehlt, sich zusammenzuziehen. Der Strom wird an einer kleinen Stelle im Herzen erzeugt und verbreitet sich dann über das ganze Herz.

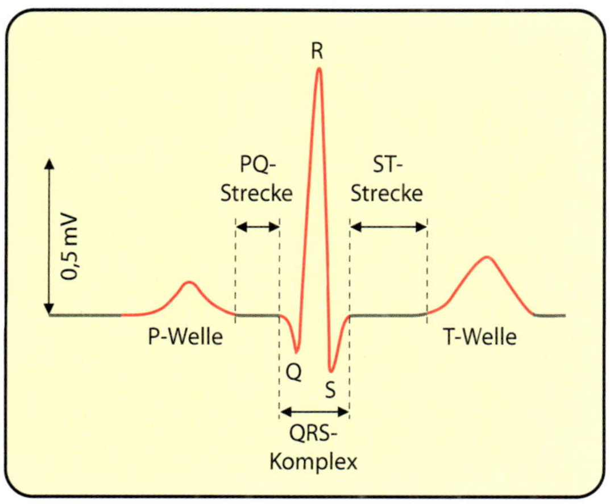

Genau diesen Weg machen die kleinen Metallplättchen, die so genannten Elektroden, sichtbar. Sie werden an der Brust, manchmal auch an Armen oder Beinen angebracht. Die Kurven, die man dann am Bildschirm oder auf einem Papierstreifen sehen kann, zeigen dem Arzt, ob der Strom im Herzen richtig fließt. Außerdem kann er sehen, wie oft und gleichmäßig das Herz schlägt.

Was wird gemacht?

Zuerst musst du deinen Pulli ausziehen, damit die kleinen Metallplättchen an deiner Brust angebracht werden können. Sie werden mit kleinen Klebern, Gummibändern oder auch mit Saugnäpfen festgemacht. Damit sie den schwachen Strom richtig aus deinem Körper in das EKG-Gerät leiten können, kommt ein Tupfer Gel zwischen Haut und Elektrode. Auch an deinen Armen und Beinen werden Kabel mit bunten Spangen festgemacht. Damit sie auch direkt auf der Haut sitzen können, solltest du keine Strumpfhose tragen.
Damit das EKG richtig funktioniert, dürfen die Elektroden nicht verrutschen. Deshalb ist es wichtig, dass du entspannt und ruhig liegen bleibst. Vielleicht lässt du dir von deinen Eltern etwas vorlesen, dann fällt es dir sicher leichter.

Babsi bekommt zusätzlich noch ein Belastungs-EKG. Die Ärzte möchten sehen, ob Babsis Herz auch richtig schlägt, wenn sie sich anstrengt. Deshalb muss sie bei der Untersuchung Fahrrad fahren.

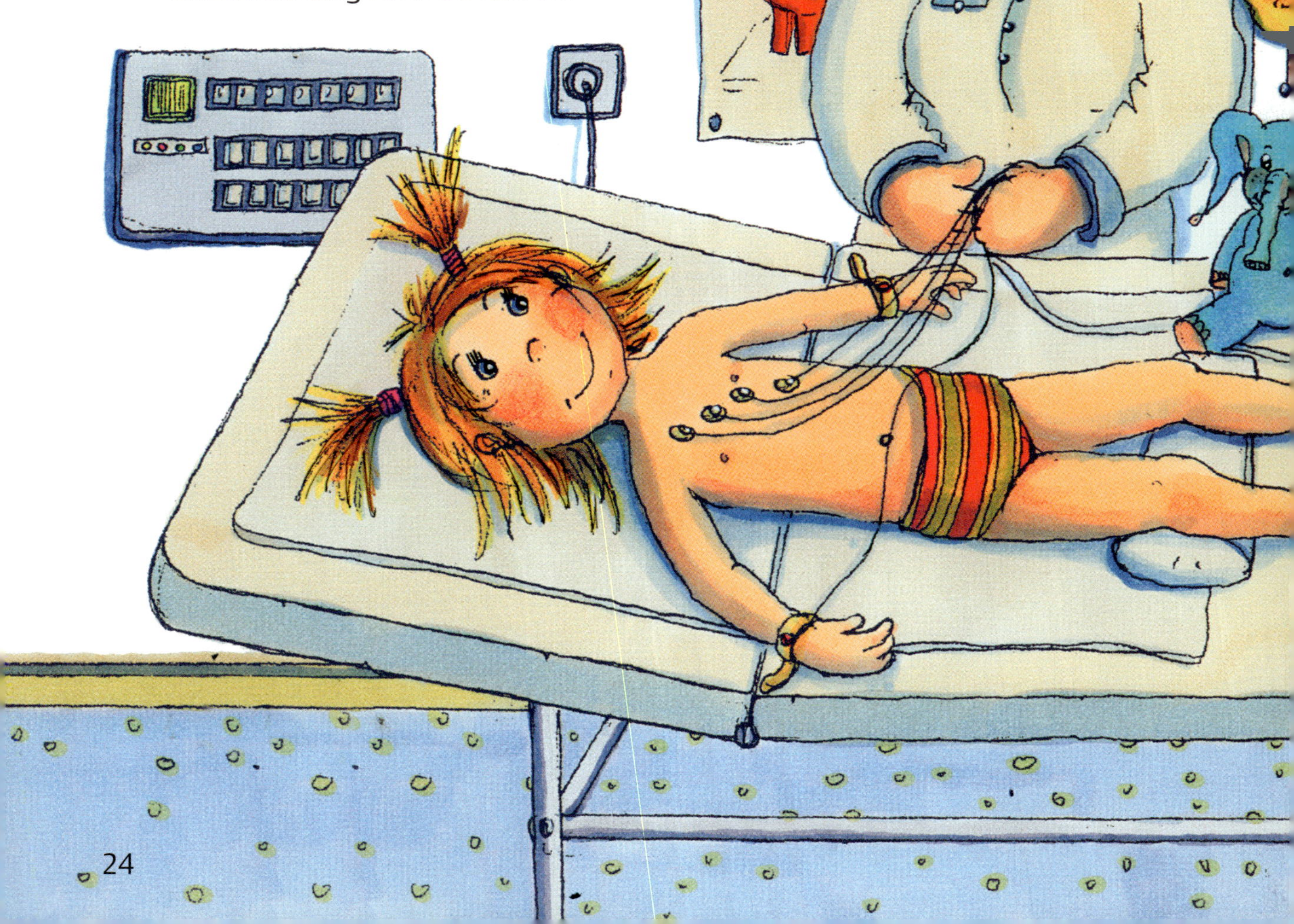

Aber Babsi ist eine richtige Sportskanone und ihr Herz macht die Anstrengung problemlos mit. Ihre Eltern sind ganz glücklich.

Lea kennt nun schon fast alle Untersuchungsräume im Krankenhaus. So lässt sie sich geduldig die Kabel anlegen und beobachtet gespannt die Zacken auf dem Papierstreifen, der aus dem Gerät herauskommt. Sieht aus wie das Gekrakel ihres jüngeren Bruders. Die Ärztin sieht die Kurven an. „Alles in Ordnung“, sagt sie. „Klar“, denkt Lea. „Mir geht es doch jetzt schon viel besser. Und wenn ich groß bin, komme ich wieder ins Krankenhaus und arbeite hier. Ich möchte dann selber kleine Kinder gesund machen!“

Florian wurde zu früh geboren. Er ist noch so klein, dass er manchmal das Atmen vergisst. Weil hierdurch oft auch der Herzschlag etwas langsamer wird, piepst das EKG-Gerät und gibt Alarm. Die Kinderkrankenschwester kommt sofort und stupst ihn am Füßchen. Florian atmet dann sofort wieder weiter. Am Anfang hatten seine Eltern einen Schrecken bekommen, wenn es gepiepst hat. Aber inzwischen wissen sie, was es bedeutet und sie sehen, dass es jeden Tag besser wird. Wenn Florian so groß ist wie Babys, die nicht zu früh geboren wurden, wird er das Atmen richtig gelernt haben. Dann darf er endlich mit nach Hause. Doch zur Sicherheit wird auch dort erst mal ein kleines EKG-Gerät weiter auf ihn aufpassen.

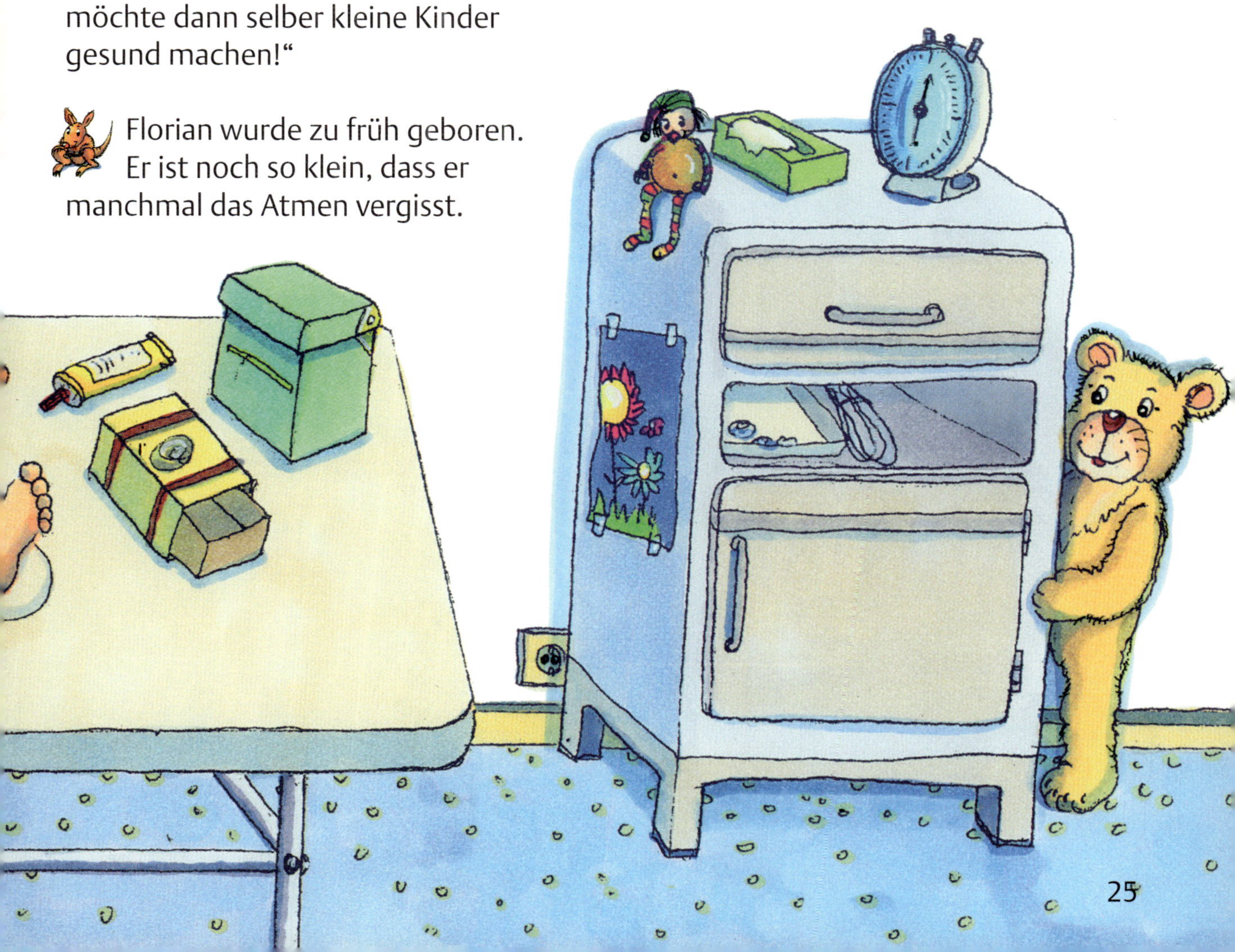

Das EEG

Eine EEG-Untersuchung bekommst du, wenn der Arzt die Funktion deines Gehirns überprüfen will. Mit einem EEG werden die elektrischen Ströme im Gehirn aufgezeichnet. EEG ist die Abkürzung für Elektro-Enzephalo-Grafie. Wie beim EKG werden auch hier Kabel angelegt, aber von der Untersuchung selbst spürst du nichts.

Und keine Angst,
deine Gedanken können hierbei nicht
sichtbar gemacht werden!

Samira hat gestern plötzlich hohes Fieber bekommen und dabei einen Fieberkrampf gehabt. Ihre Mutter war sehr erschrocken. Solche Krampfanfälle gehen vom Gehirn aus. Deshalb möchte der Arzt jetzt ein EEG machen. Hier kann er sehen, ob Samiras Hirnströme wieder in Ordnung sind.

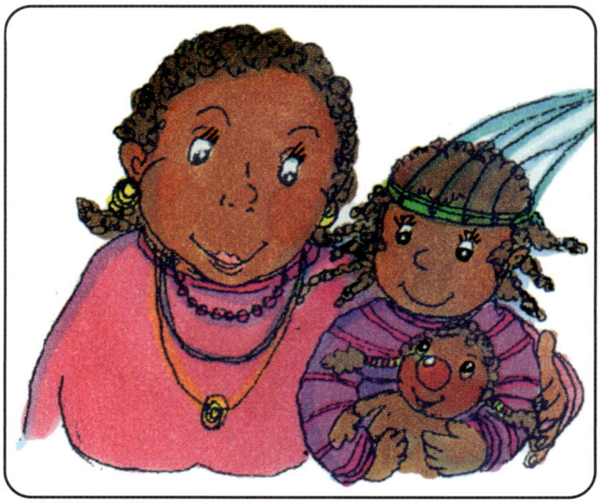

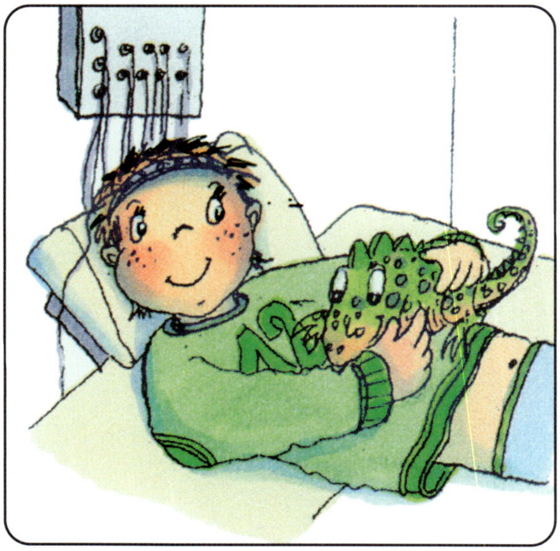

Tim hat Epilepsie. Das ist eine Funktionsstörung im Gehirn, die ab und zu Krampfanfälle macht. Als kleines Kind ist er oft heftig zusammengezuckt, einmal ist er auch gestürzt. Tim muss daher jeden Tag Medikamente nehmen, die die Anfälle verhindern. Der Arzt kontrolliert mit einem EEG regelmäßig, ob die Medikamente noch ausreichen. Schließlich wächst Tim ja noch.

Auch Frühchen Florian bekommt eine EEG-Untersuchung. Dafür kann er in seinem Wärmebettchen auf der Frühgeborenenstation bleiben.
Die Ärztin möchte wissen, wie sich die Hirnströme verhalten, wenn Florian eine Atempause macht.

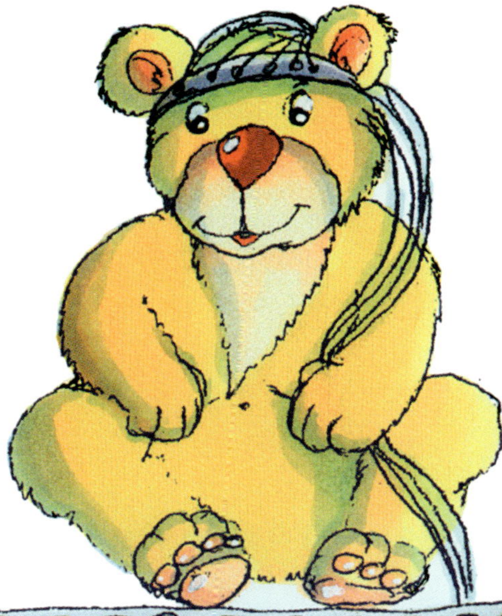

Wie funktioniert das EEG?

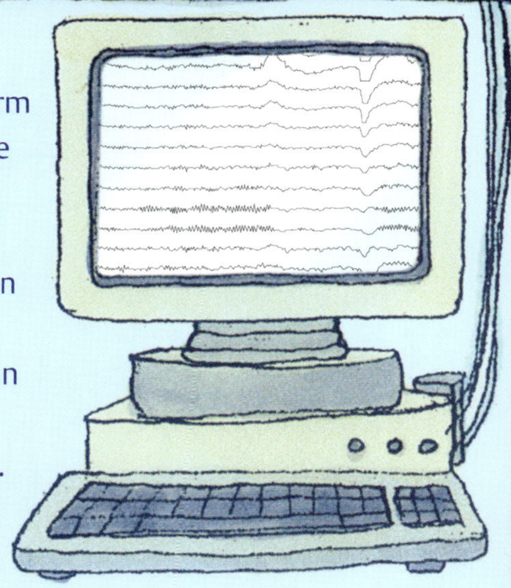

Dein Gehirn arbeitet. Diese Arbeit kann man auf einem Bildschirm zeigen, denn wenn dein Gehirn arbeitet, entstehen winzig kleine Hirnströme. Wie geht das?

Bei einem EEG werden Metallplättchen, die man auch Elektroden nennt, auf dem Kopf angebracht. Kabel verbinden diese Elektroden mit einem Computer. Die Hirnströme sieht man dann als Wellen auf dem Bildschirm oder einem Papierstreifen.
Wenn du schläfst sind die Wellen anders, als wenn du wach bist. Daher kann es sein, dass du bei einem EEG wach bleiben, vielleicht aber auch schlafen sollst. Normalerweise dauert die Untersuchung etwa 20 bis 30 Minuten, manchmal aber auch länger, z.B. die ganze Nacht.

Wichtig beim EEG ist, dass du dabei ruhig bleibst. Weil das Babys und kleinen Kindern manchmal besonders schwer fällt, macht man bei ihnen die Untersuchung am liebsten, wenn sie schlafen – es sei denn, der Arzt möchte unbedingt ein „Wach-EEG".

Was wird gemacht?

Beim EEG werden ungefähr 20 Elektroden am Kopf angebracht. Dafür wird dir eine Haube aus durchlöcherten Gummischnüren aufgesetzt. Das fühlt sich wie eine Badekappe an. Sie hält die Elektroden am Kopf fest. Man kann auch jede Elektrode an der Kopfhaut festkleben. Keine Angst, der Kleber lässt sich anschließend gut wieder abwaschen. Das tut aber alles nicht weh.
Am schwierigsten ist es, während der Untersuchung den Kopf ganz ruhig zu halten und nichts zu erzählen. Je besser du das schaffst, umso schneller ist die Untersuchung vorbei.

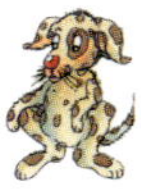

Samira ist sehr lebhaft. Daher bekommt sie vor der Untersuchung einen Saft zum Schlafen. So verschläft sie die Untersuchung einfach. Die Ärztin stellt fest, dass Samiras Krampfanfall nur durch das hohe Fieber ausgelöst wurde. Daher kann sie wieder nach Hause, sobald sie ausgeschlafen hat. Ihre Mutter muss in Zukunft besonders aufpassen, wenn Samira wieder Fieber bekommt. Dann muss sie ihr sofort ein Fieberzäpfchen geben.

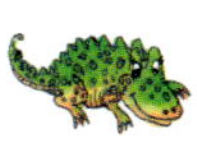

Tim kennt das alles schon lange. Geduldig lässt er sich die Gummischnüre mit den Elektroden anbringen. Der neuen Mitarbeiterin in der EEG-Abteilung erzählt er spannende Geschichten, die er im EEG schon mal erlebt hat: Von Untersuchungen, bei denen er mit Videokamera aufgezeichnet wurde, ins Blitzlichtgewitter gucken sollte oder vor denen er eine Nacht lang nicht schlafen durfte. Sobald die Untersuchung beginnt, hört er natürlich auf zu reden. Schließlich will er möglichst schnell fertig sein.

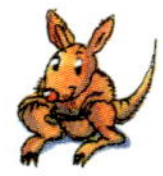

Auf die Frühgeborenenstation wird ein kleines EEG-Gerät geschoben. So kann Florian in seinem Wärmebett liegen bleiben. Die Minielektroden werden mit dem weißen Spezialkleber befestigt, weil die Gummischnüre für ihn viel zu groß wären. Die Kinderkrankenschwester überwacht die Untersuchung, die bei Florian einige Stunden dauert. Sie notiert, ob Florian gerade schläft, sich bewegt oder ob er beim Atmen eine Pause macht. Am Ende steht fest, dass seine Gehirnströme für sein Alter ganz normal sind und wenn er jetzt wächst, wird er auch bald ganz normal atmen. Florians Eltern freuen sich und sind erleichtert.

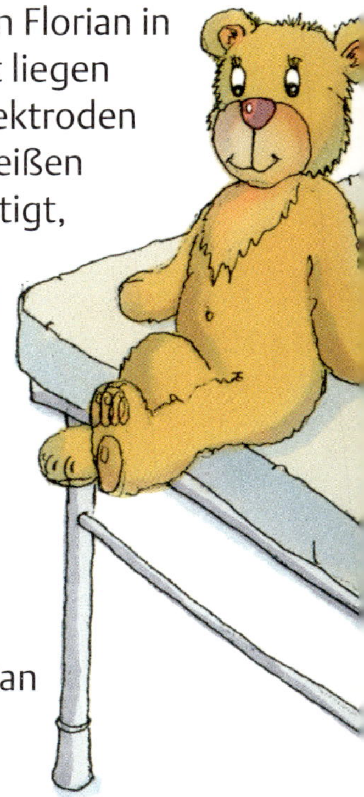

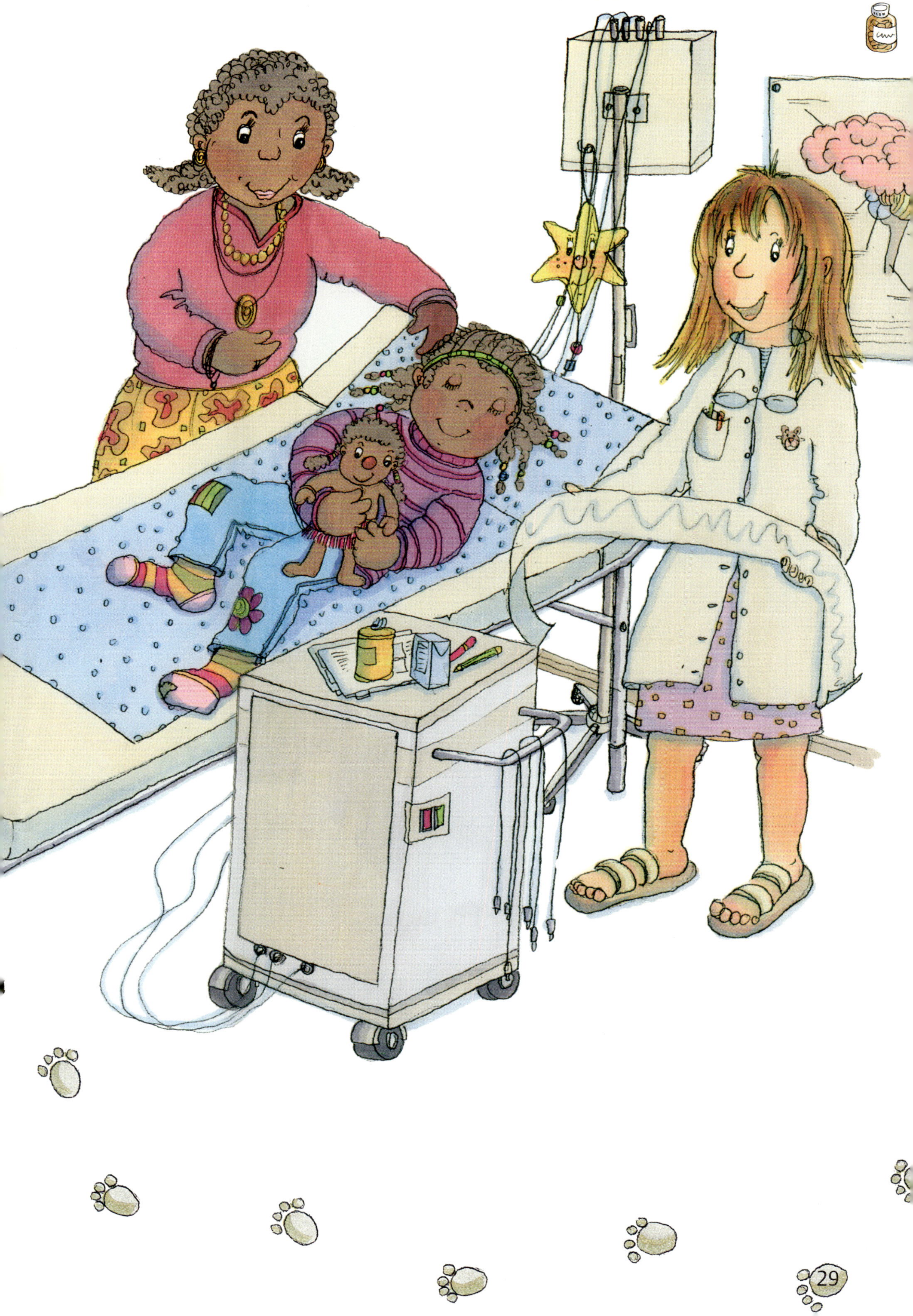

Wenn du operiert wirst ...

Eine Operation ist etwas ganz Besonderes. Jeder ist aufgeregt, hat vielleicht Angst und Schmerzen. Das ist auch bei Erwachsenen so. Aber operiert wird wirklich nur, wenn es sein muss. Auf jeden Fall ist es ein Abenteuer, von dem du deinen Freunden erzählen kannst.

Nach einem Unfall muss man manchmal sofort operiert werden. Bei anderen Erkrankungen, wie z.B. bei Mehmet, hat man noch ein paar Tage Zeit bis zur Operation. Manche Operationen sind so klein und so schnell vorbei, dass man nur für einen Tag ins Krankenhaus muss. Andere dauern ganz schön lange und das Kind bleibt danach noch einige Zeit im Kinderkrankenhaus.

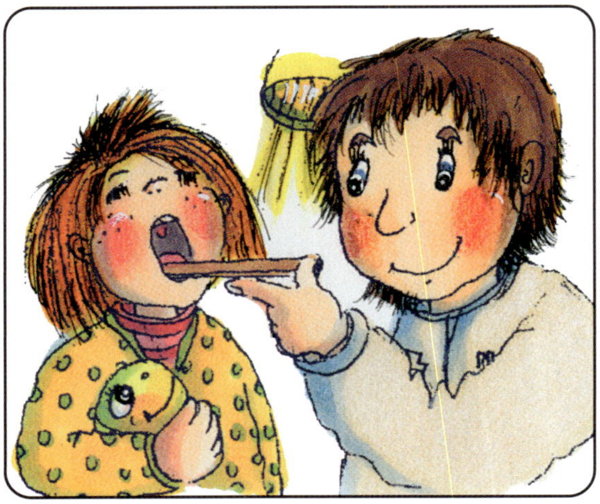

Mehmet hat einen Leistenbruch. Seinen Eltern war eine Beule an der Leiste aufgefallen. Damit diese nicht immer größer wird, muss hier operiert werden. Da Mehmet keine starken Probleme hatte, konnte der Eingriff in Ruhe geplant werden. Heute soll er nun stattfinden.

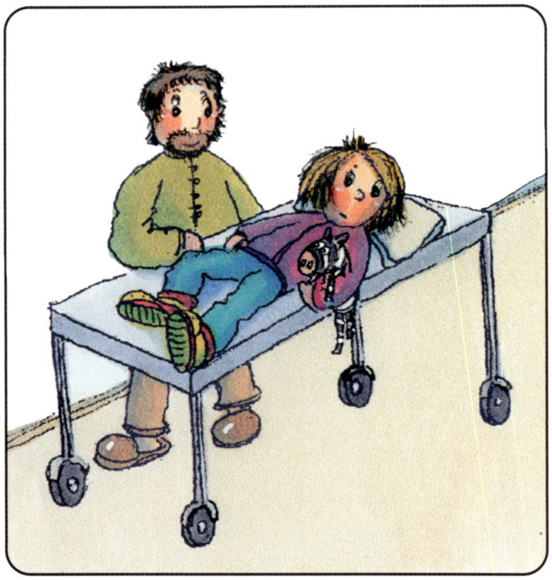

Kathrin kam mit starken Bauchschmerzen ins Krankenhaus. Ihr ist schlecht und sie musste schon erbrechen. Schwester Lisa misst die Temperatur.
„Du hast Fieber, Kathrin“. Auch die Blutuntersuchung zeigt: in Kathrins Körper ist etwas entzündet. Bald weiß die Ärztin warum – Kathrin hat eine Blinddarmentzündung.

Merles Mandeln sind schon zum 5. Mal entzündet! Der Hals-Nasen-Ohren-Arzt Dr. Mayer möchte sie deshalb entfernen. Das wird er selber machen. Merle mag ihn sehr gern und hat dann weniger Angst. Obwohl sie erst im Sommer in die Schule kommt, wird sie auf der Schulkinderstation aufgenommen. Merle ist darauf sehr stolz.

Kai ist ein großer Akrobat auf seinem Skateboard. Heute hat er sich allerdings verschätzt und ist gegen eine Mauer gefahren. Das Bein hat höllisch weh getan und er konnte nicht mehr aufstehen. Das Röntgenbild zeigt: der Oberschenkel ist gebrochen und muss operiert werden. Nur so kann alles richtig zusammenwachsen. Ein Gips allein reicht an dieser Stelle nicht aus.

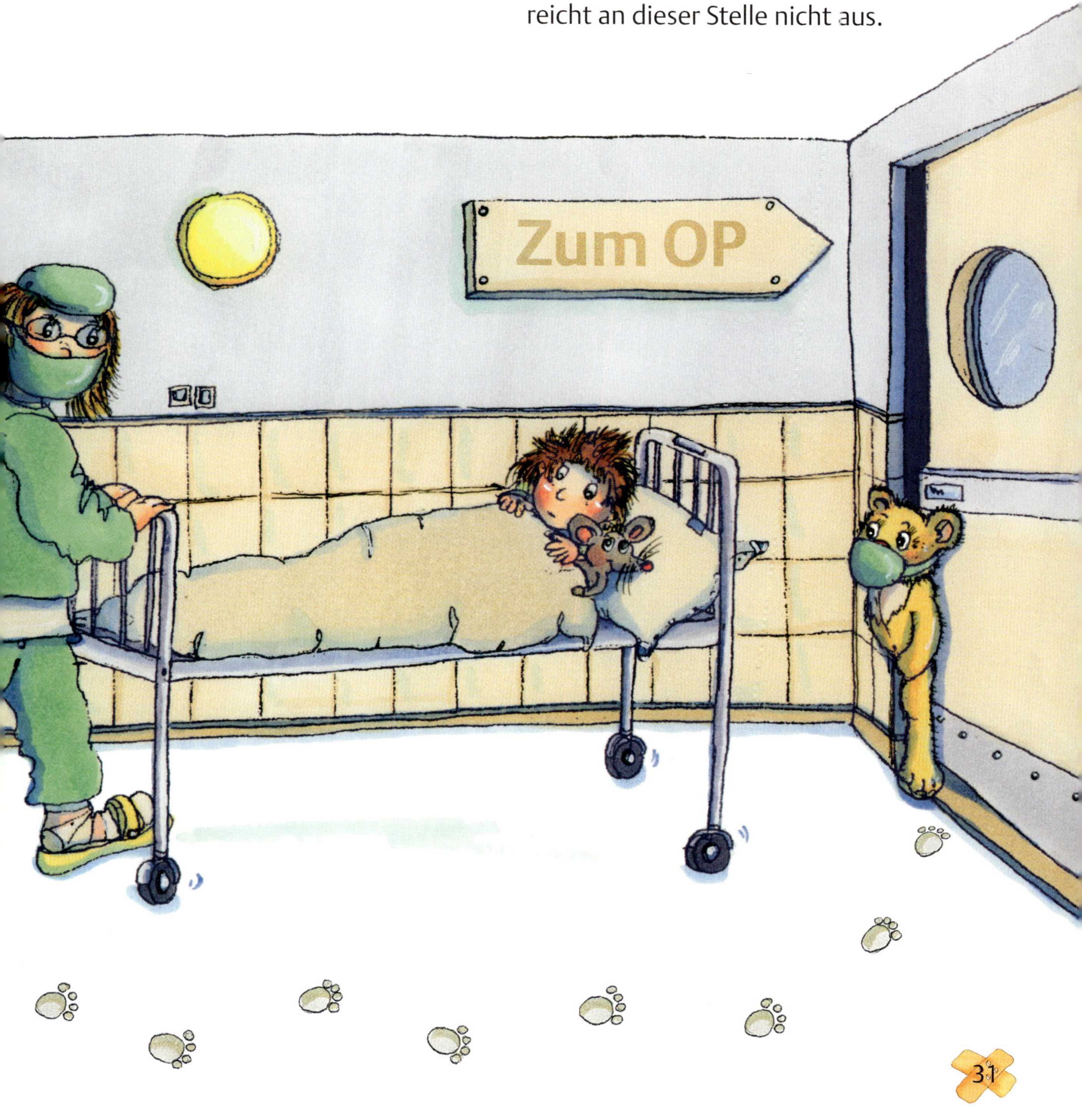

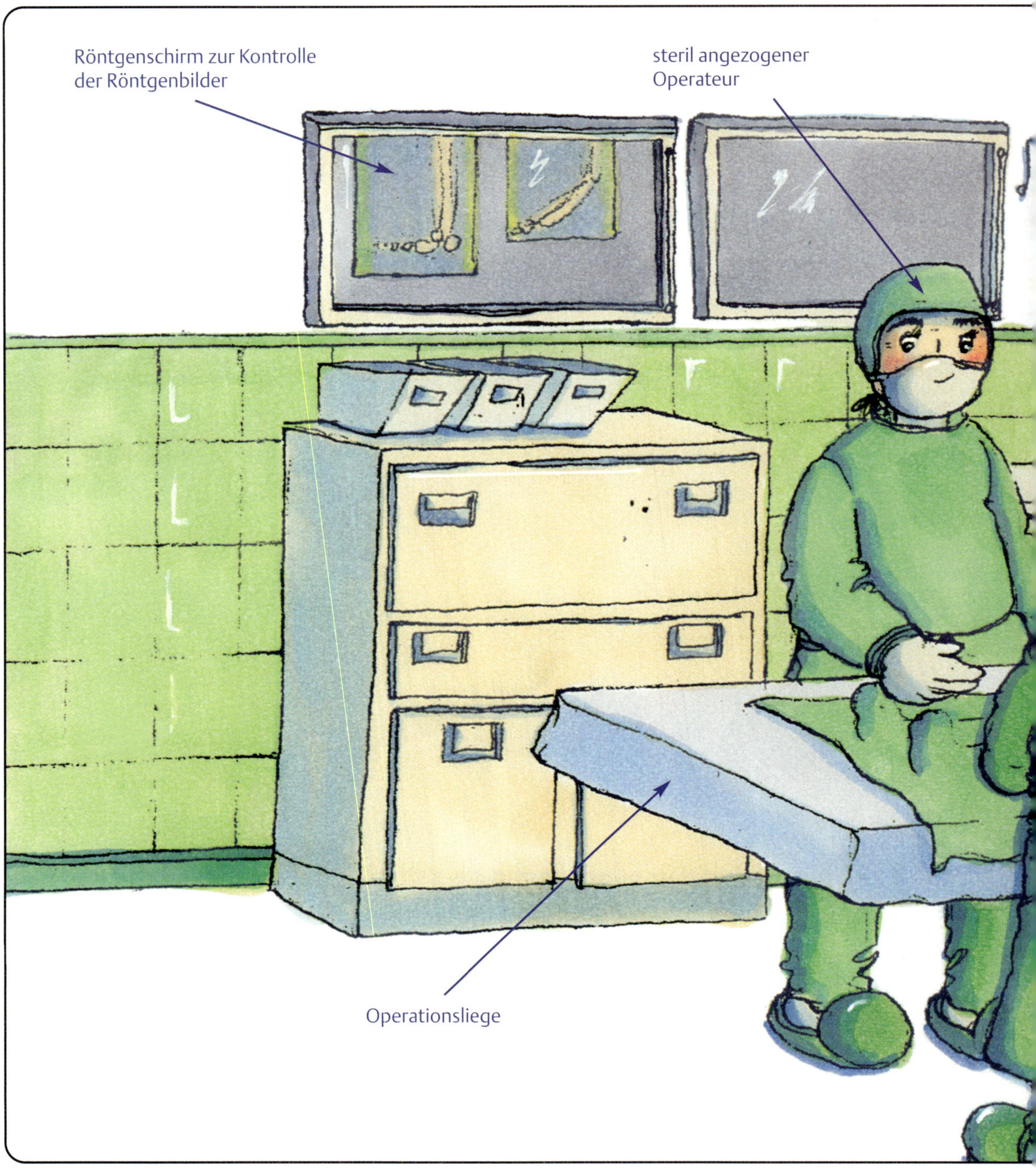

Was ist eine Narkose?

Bei einer Operation passieren zwei Dinge gleichzeitig: du wirst operiert und du bekommst eine Narkose. Für die Narkose atmest du über eine Maske eine besondere Luft ein.

Du schläfst dann so tief und fest, dass du das Atmen vergessen könntest. Deshalb wird eine Spezialmaschine das für dich übernehmen. Sie arbeitet wie der Blasebalg, mit dem man Luftmatratzen aufbläst. Sie pustet regelmäßig Luft in dich hinein.

Alle Menschen im OP tragen grüne Hosen und Kittel, eine Haube über den Haaren und ein Stück Stoff vor Mund und Nase, damit keine Bakterien an die Operationswunde kommen. Das sieht lustig aus.

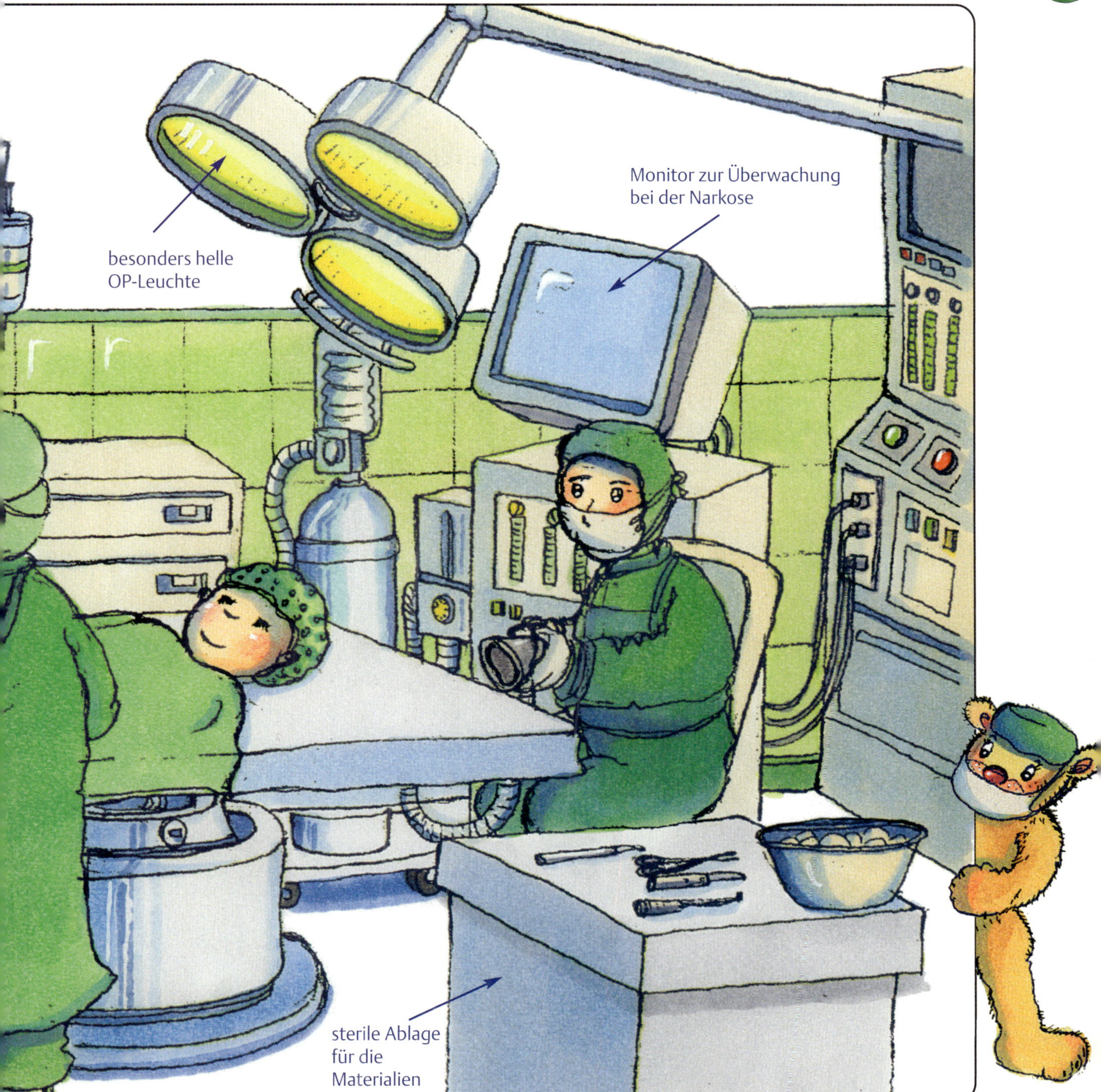

Was passiert im Operations-Saal?

Wenn du schläfst, wird die Stelle, die operiert werden soll, freigemacht. Alles andere wird mit sterilen, d. h. supersauberen Tüchern, zugedeckt. Die freie Stelle wird mit einer speziellen, orangenen Flüssigkeit ganz ganz sauber abgewaschen, damit kein Schmutz und keine Krankheitserreger mehr da sind.

Nun kann der Chirurg – so nennt man den Arzt, der operiert – mit der Operation beginnen. Er kann zum Beispiel einen Blinddarm oder die Mandeln entfernen. Er kann auch Knochenbrüche wieder richten. Dafür muss er aber an das kranke Körperteil herankommen und sich genau ansehen, was dort los ist. Dafür macht er einen kleinen Schnitt mit einem Spezialmesser, dem Skalpell. Diese Wunde wird er am Ende der Operation wieder zunähen.

Was passiert nach der Operation?

Du wirst nicht gleich wieder auf die Station gebracht, sondern erst in einen Aufwachraum. Dort wachen alle anderen operierten Kinder auch auf. Du wirst noch müde sein von der Narkose, aber die Operation ist überstanden. Oft ist über der operierten Stelle ein Verband. Er schützt die Wunde, damit sie gut heilen kann. Das dauert aber noch einige Tage.

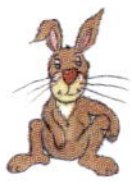

Mehmet liegt im Aufwachraum. Als er wach wird, sitzen seine Eltern neben ihm. Ihm ist, als komme er aus tiefem Traum. Nur langsam erinnert er sich, dass er operiert wurde. Aber er merkt gar nichts. Ungläubig hebt er das Kittelchen hoch, das er extra für die Operation anbekommen hat, und entdeckt ein kleines Pflaster an seiner Leiste. „Das war alles?“ Na ja, beim Bewegen zwickt es dann doch noch ein wenig.

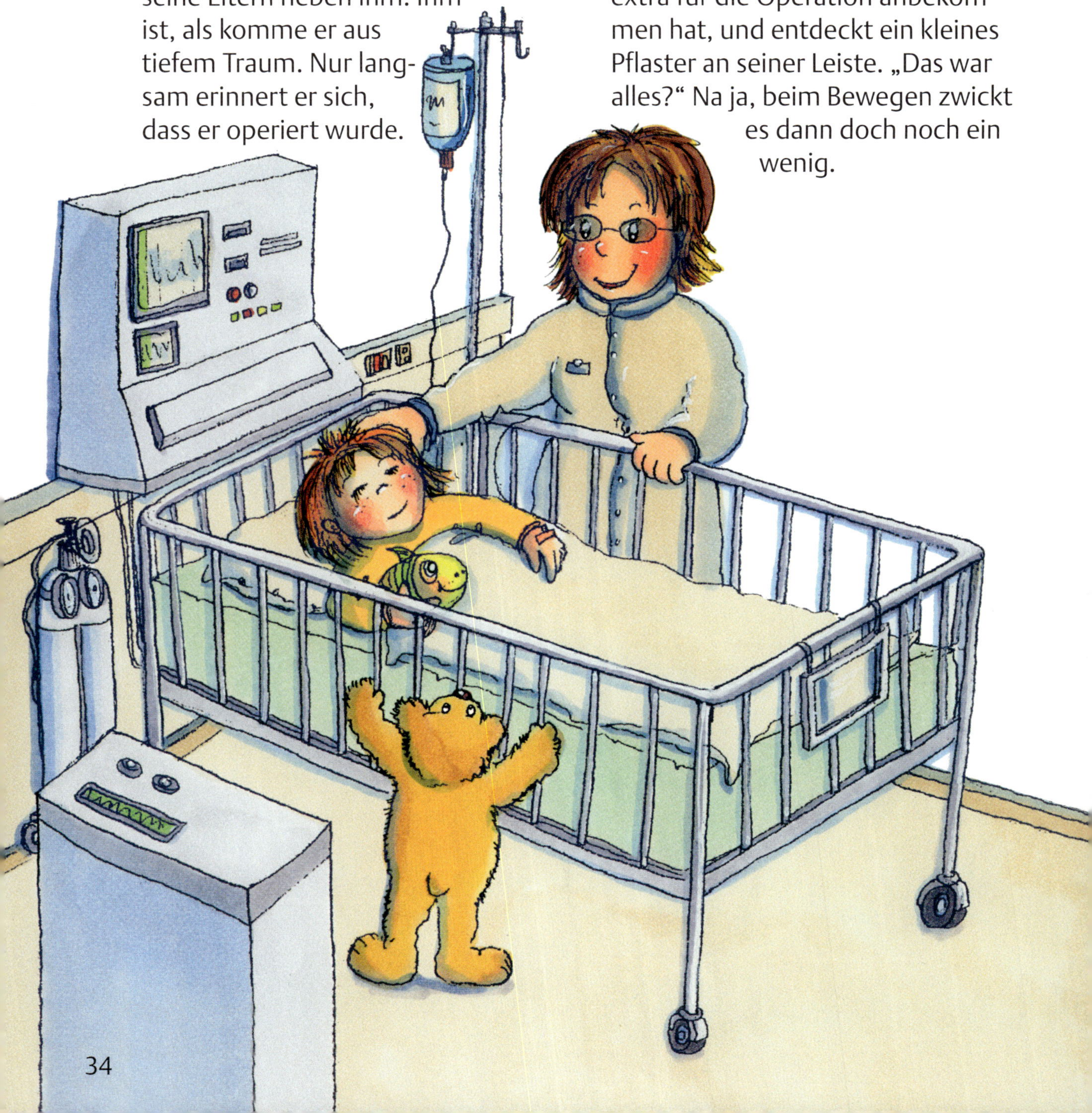

Kathrins Operation war ein wenig größer, deshalb darf sie noch nichts essen und trinken. Als Ersatz bekommt sie eine Infusion. Das ist flüssige Nahrung, die direkt ins Blut fließt. Gegen die Schmerzen gibt ihr Schwester Lisa ein Medikament. Sie kommt regelmäßig und fragt, wie es ihr geht.
Sie misst auch Puls, Blutdruck und Temperatur und sieht nach dem Verband. Abends muss Kathrin Pipi. „Bis zur Toilette kannst du wahrscheinlich noch nicht laufen“, meint Schwester Lisa und stellt Kathrin eine Bettpfanne ins Bett. Das ist ein flacher Pipitopf. Ups, ist das komisch, so Pipi zu machen!

„Morgen früh ist das mit dem Pipimachen für dich kein Problem mehr“, beruhigt sie Schwester Lisa. Sie hat nicht zuviel versprochen. Trotz Infusionsschnüren und Infusionsständer, den Lisa für sie schiebt, geht Kathrin am nächsten Tag ganz sicher und ein wenig stolz zum Badezimmer. Als einen Tag später der Arzt zur „Visite“ kommt (so sagt man, wenn der Arzt dich besucht), spricht er mit Kathrin schon über ihre Entlassung. Er schaut sich auch die Narbe an. „Man sieht ja fast gar nichts“, staunt sie. „So soll es sein!“, lacht der Arzt. Kathrin, die sich inzwischen mit der halben Station angefreundet hat, hat es gar nicht so eilig nach Hause zu gehen. „Wenn man keine Schmerzen hat, ist es im Krankenhaus richtig nett“, denkt sie.

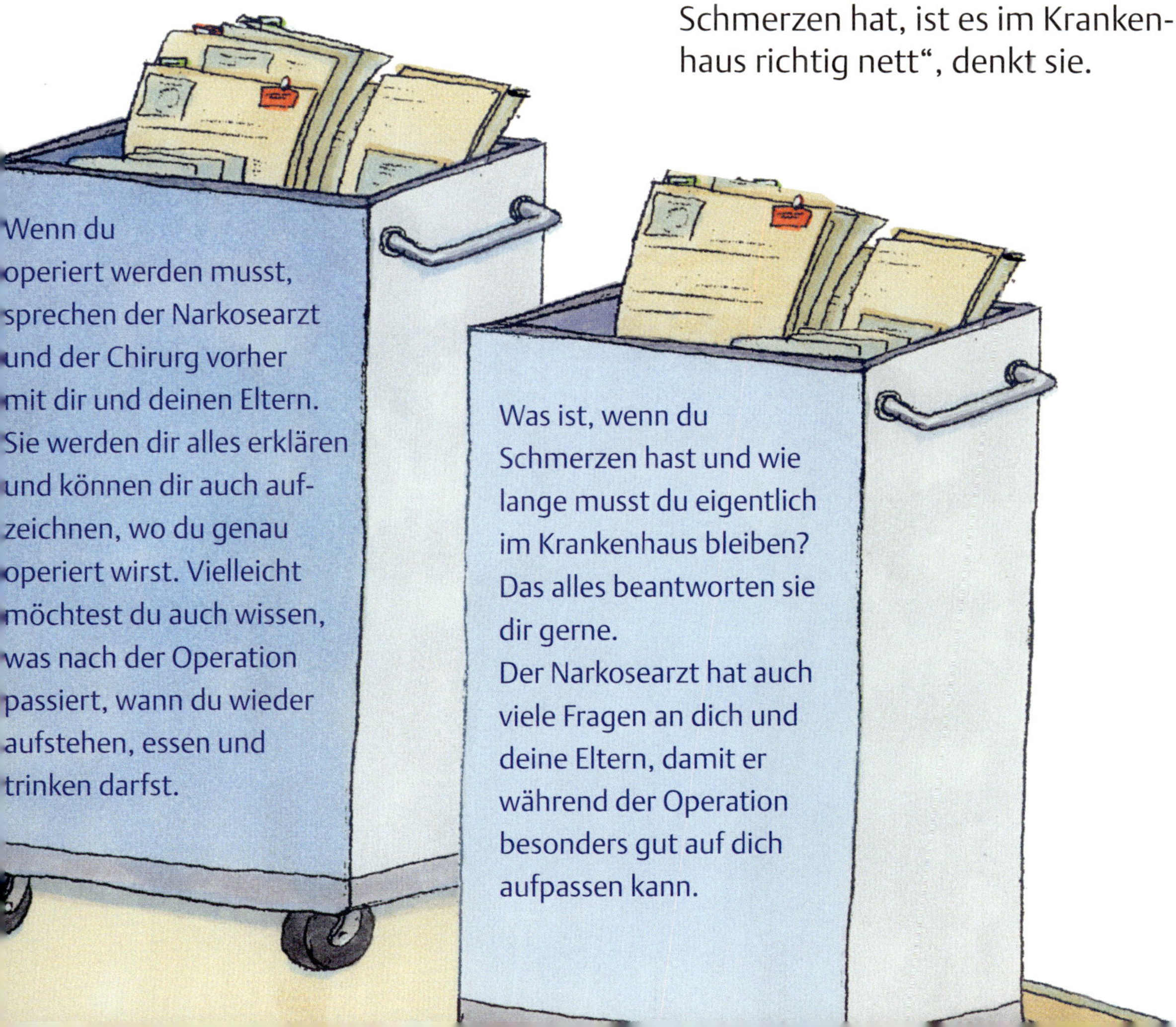

Wenn du operiert werden musst, sprechen der Narkosearzt und der Chirurg vorher mit dir und deinen Eltern. Sie werden dir alles erklären und können dir auch aufzeichnen, wo du genau operiert wirst. Vielleicht möchtest du auch wissen, was nach der Operation passiert, wann du wieder aufstehen, essen und trinken darfst.

Was ist, wenn du Schmerzen hast und wie lange musst du eigentlich im Krankenhaus bleiben? Das alles beantworten sie dir gerne.
Der Narkosearzt hat auch viele Fragen an dich und deine Eltern, damit er während der Operation besonders gut auf dich aufpassen kann.

Merle hat sich vorher viel über die Mandeloperation erzählen lassen. Besonders gefreut hat sie, dass sie nach der Operation täglich Eis essen darf.
Doch am Operationstag ist sie enttäuscht. Sie hat einen elendig schlechten Geschmack im Mund, muss ständig Speichel ausspucken und weh tut es auch. Schwester Jutta gibt ihr ein Zäpfchen gegen die Schmerzen und eine milde Lösung, mit der sie den Mund spülen kann. Bald schon darf MerleTee trinken und am Abend auch Weißbrot essen. Nun verschwinden allmählich der schlechte Geschmack und die Schmerzen. In den nächsten Tagen gibt es tatsächlich oft Eis.

Kai ist nach der Operation gar nicht mehr so cool. Aber der junge Pfleger Stefan, der

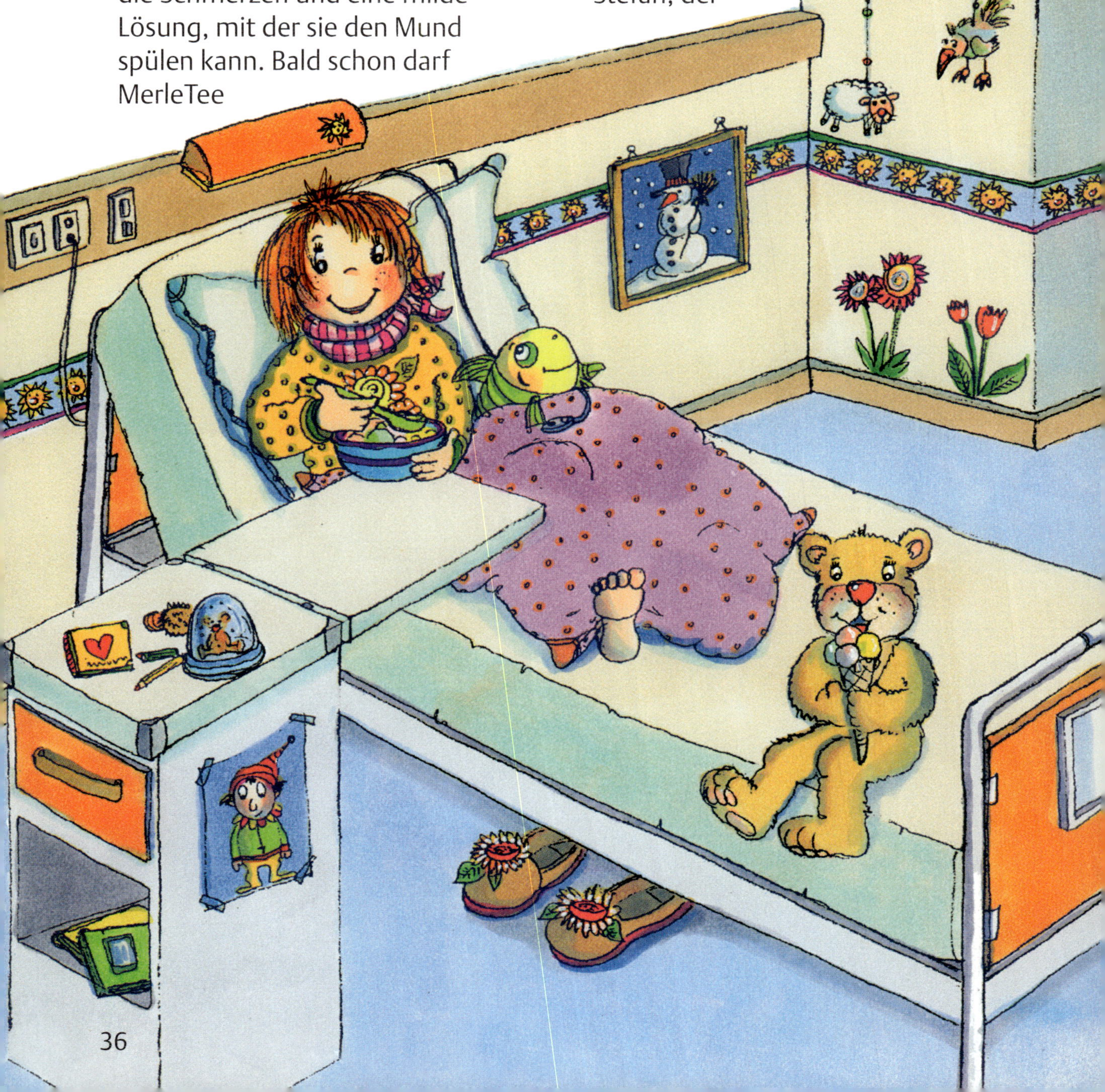

ihn betreut, hat immer einen witzigen Spruch auf den Lippen. Er sieht oft nach ihm. Kai mag Stefan sehr. Deshalb fällt es ihm auch leichter, Stefan um Hilfe zu bitten, wenn er zur Toilette muss. Am zweiten Tag kommen fast alle Jungs aus Kais Klasse und haben ihm einen Gameboy mitgebracht, damit es nicht so langweilig ist. Aber das ist es eigentlich nie, denn auf Kais Zimmer liegen noch drei andere Jungs. Die haben sich auch beim Sport verletzt, weil sie keine Hand- oder Ellenbogenschützer beim Skaten oder keinen Helm beim Radfahren getragen haben.

Das vergisst Kai auch öfter, aber in Zukunft will er immer daran denken. Eine Woche Krankenhaus reicht ihm voll und ganz!

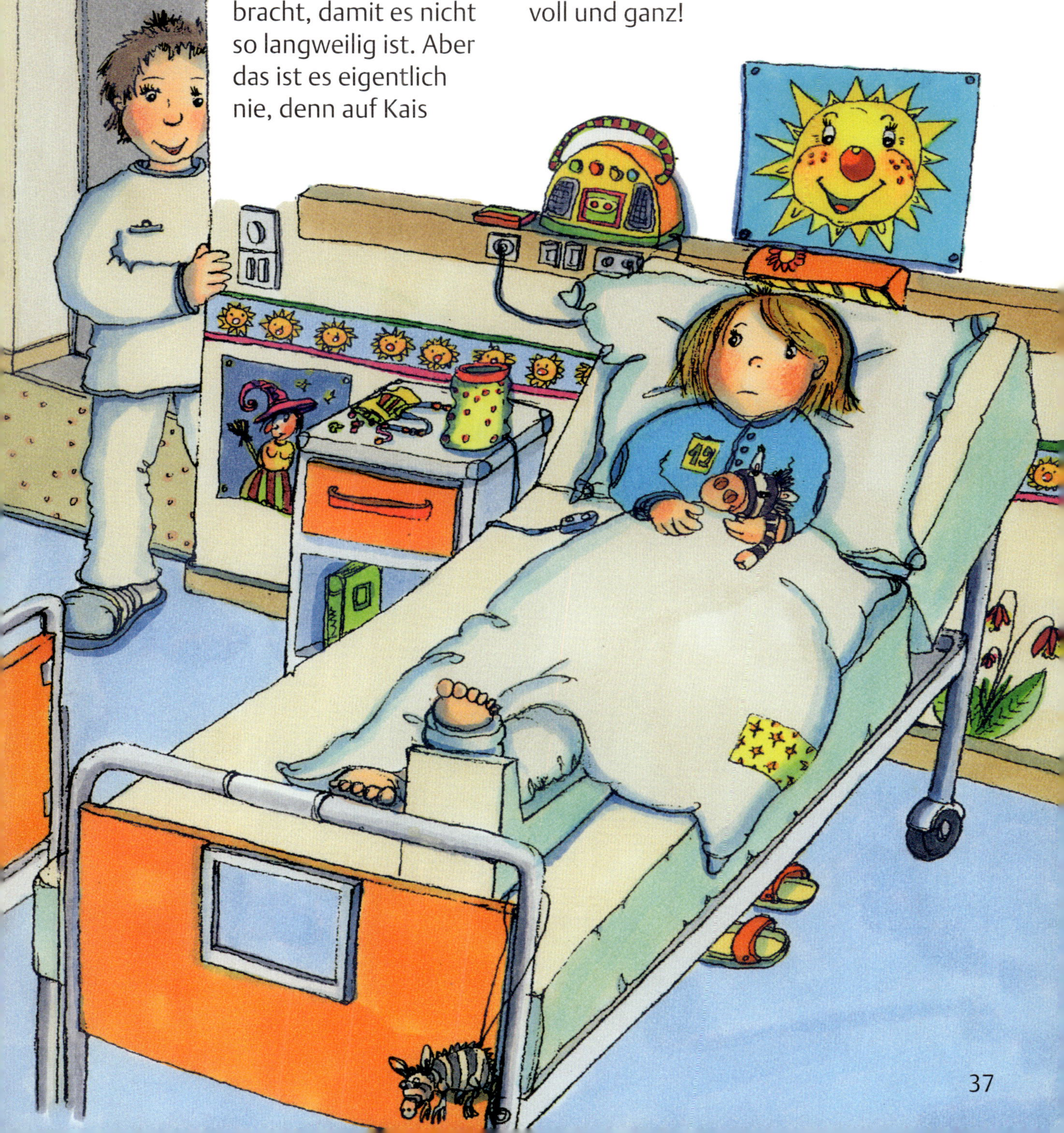

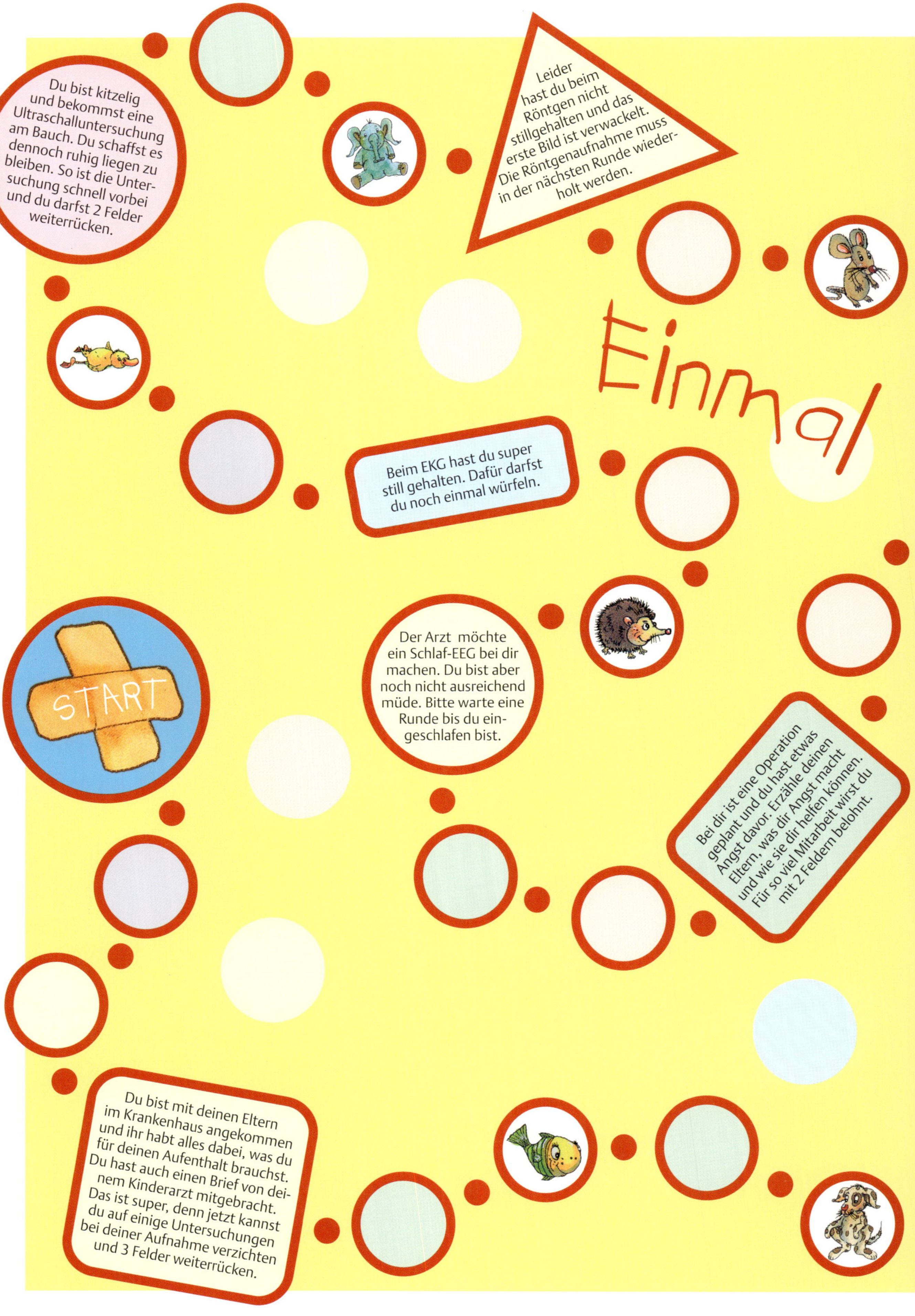
START
Du bist mit deinen Eltern im Krankenhaus angekommen und ihr habt alles dabei, was du für deinen Aufenthalt brauchst. Du hast auch einen Brief von deinem Kinderarzt mitgebracht. Das ist super, denn jetzt kannst du auf einige Untersuchungen bei deiner Aufnahme verzichten und 3 Felder weiterrücken.
Bei dir ist eine Operation geplant und du hast etwas Angst davor. Erzähle deinen Eltern, was dir Angst macht und wie sie dir helfen können. Für so viel Mitarbeit wirst du mit 2 Feldern belohnt.
Der Arzt möchte ein Schlaf-EEG bei dir machen. Du bist aber noch nicht ausreichend müde. Bitte warte eine Runde bis du eingeschlafen bist.
Beim EKG hast du super still gehalten. Dafür darfst du noch einmal würfeln.
Einmal
Leider hast du beim Röntgen nicht stillgehalten und das erste Bild ist verwackelt. Die Röntgenaufnahme muss in der nächsten Runde wiederholt werden.
Du bist kitzelig und bekommst eine Ultraschalluntersuchung am Bauch. Du schaffst es dennoch ruhig liegen zu bleiben. So ist die Untersuchung schnell vorbei und du darfst 2 Felder weiterrücken.

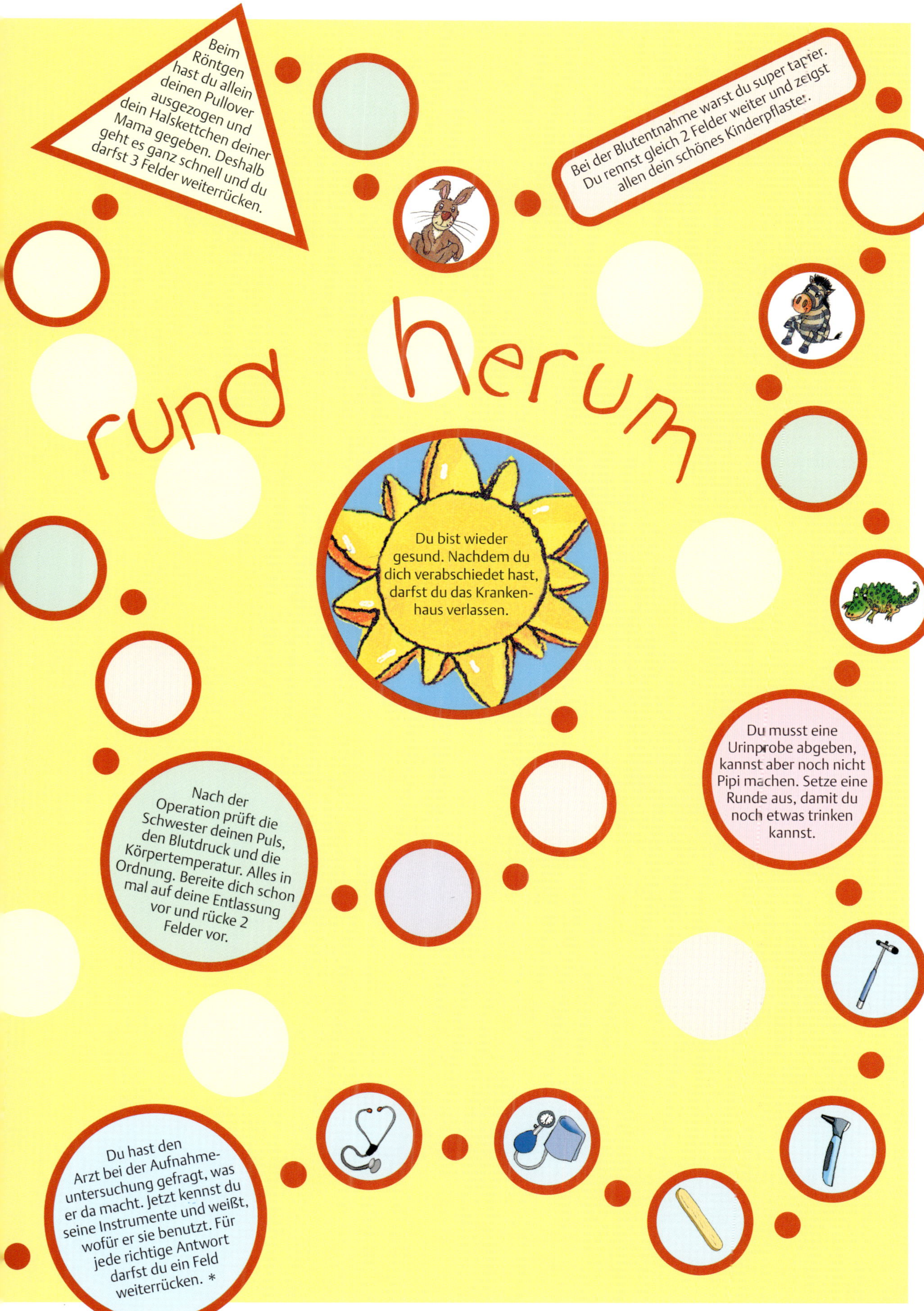
Beim Röntgen hast du allein deinen Pullover ausgezogen und dein Halskettchen deiner Mama gegeben. Deshalb geht es ganz schnell und du darfst 3 Felder weiterrücken.
Bei der Blutentnahme warst du super tapfer. Du rennst gleich 2 Felder weiter und zeigst allen dein schönes Kinderpflaster.
rund herum
Du bist wieder gesund. Nachdem du dich verabschiedet hast, darfst du das Krankenhaus verlassen.
Du musst eine Urinprobe abgeben, kannst aber noch nicht Pipi machen. Setze eine Runde aus, damit du noch etwas trinken kannst.
Nach der Operation prüft die Schwester deinen Puls, den Blutdruck und die Körpertemperatur. Alles in Ordnung. Bereite dich schon mal auf deine Entlassung vor und rücke 2 Felder vor.
Du hast den Arzt bei der Aufnahmeuntersuchung gefragt, was er da macht. Jetzt kennst du seine Instrumente und weißt, wofür er sie benutzt. Für jede richtige Antwort darfst du ein Feld weiterrücken. *

* Lösungen nächste Seite

Glossar: Was bedeuten die fremden Wörter

Akut: schnell verlaufend, das Gegenteil von chronisch: Krankheiten, die über einen langen Zeitraum da sind, und immer mal wieder Probleme machen

Allergie: Krankheit, die mit Unverträglichkeitsreaktionen einher geht

Ambulant: das bedeutet, dass man nur vorübergehend ins Krankenhaus kommt, und dort nicht übernachten muss

Blinddarm: Teil des Darmes am Übergang von Dünndarm zu Dickdarm

Blutbild: typische Verteilung von weißen und roten Zellen im Blut

Blutdruck: besagt, wie kräftig das Blut durch die Adern gepumpt wird

Blutdruckgerät: Gerät, um den Blutdruck zu messen

Blutkörperchen: wichtige Blutbestandteile, die die Funktion des Blutes ausmachen

Computertomographie: computergestützte Röntgenuntersuchung, die in festgelegten Abständen Aufnahmen von Körperschichten macht

Diabetes: auch Zuckerkrankheit genannt, hierbei kann Zucker vom Körper nicht richtig verarbeitet werden

EKG-Monitor: Gerät, mit dem ständig der Herzschlag angezeigt werden kann

Elektroden: kleine Metallplättchen, die auf der Haut elektrische Ströme messen können

Fieberkrampf: Krampfanfall aufgrund plötzlich auftretenden Fiebers

Frühgeborenes: Kind, welches vor dem erwarteten Geburtstermin auf die Welt kommt

Hautausschlag: Flecken oder Bläschen an der Haut

Herzfehler: wenn das Herz nicht ganz richtig gebaut ist

Herzfrequenz: Häufigkeit des Herzschlages pro Minute

Herzrhythmus: Takt, in dem das Herz schlägt

Inkubator: (früher auch Brutkasten genannt) geschlossenes, durchsichtiges Bettchen für frühgeborene Kinder, in dem es immer schön gleichmäßig warm ist

Insulin: das ist der Stoff, der Zucker im Körper verarbeitet

Kanüle: kleine Nadel zur Blutentnahme

Kontaktgel: zähflüssige Masse, die dafür sorgt, dass medizinische Geräte gut auf der Haut anliegen

Leistenbruch: Beule an der Leiste

Mundspatel: Holz- oder Metallstiel zur Untersuchung des Mundes

Narkose: tiefer Schlaf, damit man von einer Operation nichts merkt

Organe: wichtige Körperteile im Inneren des Körpers

Otoskop: Gerät zur Ohrenuntersuchung, sieht aus wie eine kleine Taschenlampe mit Trichter

Puls: hiermit kann an einigen Adern gefühlt werden, wie das Herz schlägt

Reflexe: Schutzmechanismen des Körpers, die durch bestimmte Reize ausgelöst werden

Reflexhammer: Gerät, um die Reflexe zu prüfen; sieht aus wie ein Gummihammer

Schallkopf: Teil des Ultraschallgerätes, das Schallwellen aussenden und aufnehmen kann

Schallwellen: Fortbewegungsart von Geräuschen

Skalpell: Spezialmesser für Operationen

Spreizhose: eine Hose oder Schiene, die bei Babys mit Hüftproblemen über die normale Kleidung gezogen werden kann und die Beine auseinanderspreizt, damit sie hierdurch richtig wachsen

Steckbecken: flacher Topf, den man ins Bett stellen kann

Steril: supersauber, frei von Bakterien

Stethoskop: Gerät, um die Lunge abzuhorchen

Vakuum: Unterdruck, Luftleere

Wenn ihr noch mehr wissen möchtet, hält vielleicht Eure Kinderklinik, Bücherei oder das Buchgeschäft noch mehr Bücher und Broschüren für Euch bereit. Fragt einfach mal nach. Krankenhausbücher gibt es einige, z.B.:

Bydlinski, Georg: „Bald bist du wieder gesund", Betz-Verlag, Wien 1999
Ross, Tony: „Ich will nicht ins Krankenhaus", Lappan, Oldenburg 2000
Wolf-Krause, Barbara: „Im Krankenhaus" Kinderbuch-Verlag, Luzern 1998
Janosh: „Ich mache dich gesund, sagte der Bär", Diogenes Verlag 1985
Weber, Alfons; Bless, Jaqueline: „Elisabeth wird gesund", Anja Verlag, 2003
Fietzek, Peter, u.a.: „Bald geht es mir wieder gut", Kerle, Freiburg 1996
De Bode, Ann: „Paula wird wieder gesund", Ellermann Verlag, 2002
Bliesener, Kalus: „Was ist los im Krankenhaus", Ravensburger Buchverlag, 1994
Haberer, Gisela; Häusler, Ulla: „Mein Krankenhausbuch", Falken-Verlag, 1996
AKiK Bundesverband „Mein Krankenhausbuch", AKiK, Oberursel 1993
AKiK Bundesverband „Kinderkrankenhaus(Malbogen)", AKiK, Oberursel
Busch, Uwe, u.a.: „Alina beim Röntgen", Deutsches Röntgen-Museum, Remscheid 2003
und viele andere

Für Eltern: Grotensohn, Christine: „Unser Kind im Krankenhaus", rororo Hamburg, 1999
Schriftenreihe des Aktionskomitee Kind im Krankenhaus, AKiK Oberursel

Internetadressen: www.akik.de www.kindernetzwerk.de www.netdokor.de www.werkstatt-roentgen.de

Liebe Eltern,

wenn Ihr Kind ins Krankenhaus kommt, werden bei ihm in der Regel eine Reihe von Untersuchungen durchgeführt. Diese dienen zur Diagnosefindung und Einschätzung des Krankheitsverlaufes.

Für die Kinder sind diese Untersuchungen häufig beängstigend, weil sie den Sinn und Zweck sowie den Ablauf der Untersuchungen nicht verstehen können.

Das vorliegende Buch bietet Ihnen eine Hilfestellung, Ihr Kind gemeinsam mit dem Krankenhauspersonal alters- und situationsgerecht auf die bevorstehende Untersuchung vorzubereiten.

Von der Aufnahmeuntersuchung bis zur Operation werden die häufigsten Vorgänge im Krankenhaus kindgerecht beschrieben und vorgestellt. Je nach Alter und Entwicklungsstand Ihres Kindes können Sie Ihrem 3- oder 4-jährigen Kind zunächst die Bildergeschichten vorlesen und erzählen, während die 4- bis 5-Jährigen vielleicht eher wissen möchten, wie die hier erzählten Beispiele von Lea, Mehmet und Steven weitergehen. Vor allem aber können Sie mit Hilfe dieses Buches Ihrem Kind Antworten auf die vielen Fragen nach dem „Warum?", „Wieso?" oder „Was ist das?" geben.

Nicht zuletzt möchten wir Ihnen noch einige Verhaltenshinweise mit auf den Weg geben, damit sie ihr Kind im Krankenhaus optimal begleiten können:

- Erklären Sie Ihrem Kind gemeinsam mit Ärzten und Pflegenden den Sinn und Zweck der Untersuchung und den zu erwartenden Ablauf.
- Zusätzlich zu den Erläuterungen im Buch können Sie die Abläufe auch mit einer Puppe oder einem Stofftier durchspielen.
- Wenn Sie selbst unsicher sind, bitten Sie das Krankenhauspersonal um Hilfe.
- Verschweigen Sie auch nicht eventuell zu erwartende Unannehmlichkeiten („der Piks bei der Blutentnahme").
- Erlauben Sie Ihrem Kind Angst und Schmerzen zu zeigen.
- Bleiben Sie, wenn möglich bei Ihrem Kind, damit es sich nicht verlassen vorkommt.
- Gehen Sie während der Untersuchung immer wieder erklärend auf die Fragen und Sorgen Ihres Kindes ein.
- Loben Sie Ihr Kind für seine Kooperation und Tapferkeit. Trösten Sie bei Angst und Schmerzen.
- Stellen Sie notwendige Untersuchungen niemals als Gemeinheit des Krankenhauspersonals oder als Strafe für das Kind dar!

Mit diesen einfachen Mitteln können Sie Ihrem Kind eventuelle Unannehmlichkeiten zwar nicht ersparen, aber ihm vielleicht die wichtige Erfahrung mitgeben, dass Sie ihm auch in schwierigen Zeiten hilfreich zur Seite stehen wollen.

M. Hoehl
Kinderkrankenschwester

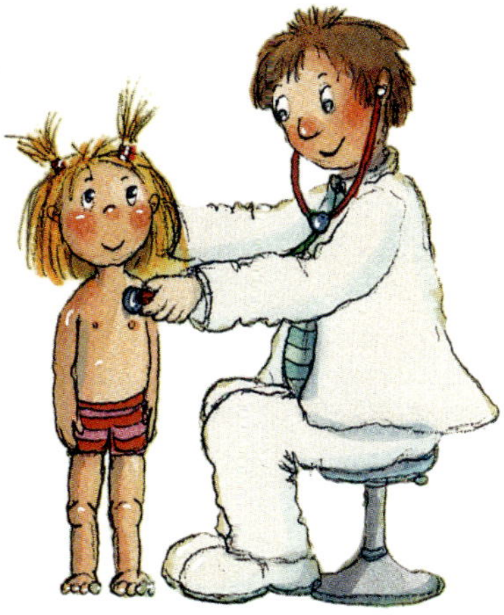

Mechthild Hoehl
In den Werkstückern 22
54331 Pellingen

Illustrationen von
Gisela Dürr
Karl-Richter-Str. 8
80939 München

Die Deutsche Bibliothek -
CIP-Einheitsaufnahme

Die Deutsche Bibliothek verzeichnet diese Publikation in der Deutschen Nationalbibliografie; detaillierte bibliografische Daten sind im Internet über http:// dnb.ddb.de abrufbar

Rüdigerstraße 14
D-70469 Stuttgart
Unsere Homepage: www.thieme.de

Printed in Germany

Umschlaggestaltung: Thieme Verlagsgruppe
Satz: Susanne Kracht Illustrationen, München
Druck: Druckhaus Götz, Ludwigsburg

ISBN 3-13-141461-8